协和护士说
传染性疾病防护

主　　审　张抒扬

总主编　吴欣娟　郭　娜

主　　编　霍晓鹏　曹　晶

副主编　朱宏伟　李　凡

编　　者（以姓氏笔画为序）

王英杰　朱宏伟　刘爱辉　李　凡

李　念　李　梅　余梦清　宋晓璟

张　岑　南　莎　侯秀凤　曹　晶

赖小星　霍晓鹏

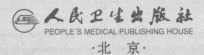

人民卫生出版社

PEOPLE'S MEDICAL PUBLISHING HOUSE

·北　京·

图书在版编目（CIP）数据

传染性疾病防护 / 霍晓鹏，曹晶主编 . —北京：
人民卫生出版社，2021.4
（协和护士说）
ISBN 978-7-117-31428-2

Ⅰ.①传… Ⅱ.①霍…②曹… Ⅲ.①传染病 – 防治
Ⅳ.①R183

中国版本图书馆 CIP 数据核字（2021）第 054621 号

人卫智网	www.ipmph.com	医学教育、学术、考试、健康，购书智慧智能综合服务平台
人卫官网	www.pmph.com	人卫官方资讯发布平台

协和护士说
传染性疾病防护
Xiehe Hushi Shuo
Chuanranxing Jibing Fanghu

主　　编：霍晓鹏　曹　晶
出版发行：人民卫生出版社（中继线 010-59780011）
地　　址：北京市朝阳区潘家园南里 19 号
邮　　编：100021
E - mail：pmph @ pmph.com
购书热线：010-59787592　010-59787584　010-65264830
印　　刷：保定市中画美凯印刷有限公司
经　　销：新华书店
开　　本：710×1000　1/16　　印张：15.5
字　　数：198 千字
版　　次：2021 年 4 月第 1 版
印　　次：2021 年 4 月第 1 次印刷
标准书号：ISBN 978-7-117-31428-2
定　　价：56.00 元
打击盗版举报电话：010-59787491　E-mail：WQ @ pmph.com
质量问题联系电话：010-59787234　E-mail：zhiliang @ pmph.com

　　健康是人类社会发展进步的重要前提，是人民群众始终追求的基本权利，也是民族昌盛和国家富强的显著标志。随着科学技术不断发展、医学水平持续提升，越来越多关于生命的疑问和奥秘被医学科学家和医务工作者逐步揭开，社会各界也充分认识到开展健康科普工作的急迫性和必要性。特别是党的十九大提出实施"健康中国"战略以来，在全社会范围内营造了重视和关注生命健康的良好氛围，有力推进了健康科普工作向高质量发展。

　　北京协和医院是我国医疗行业的"排头兵"与"领航者"，在整整一百年不平凡的发展历程中，始终坚持"以人民为中心"，全力以赴去做好每件老百姓关心的事、需要的事。在协和人积极面向社会和公众传播健康知识和健康观念的过程中，护理团队积极拓宽健康教育领域，加大科普传播力度，充分发挥护理人员在提升居民健康水平中的作用。作为我国公共卫生护理发源地，协和建院之初的护理前辈们点燃了护理科普之光，一代代协和护理人在接续奋斗中薪火相传、发扬光大。而今，新时代的协和护理人已在做实、做细、做精护理科普的道路上全速奋进。他们组织开展了针对公众需求的系列健康科普活动，创作了有丰富教育内涵的科普作品，通过多种形式向人民群众传递科学且有温度的健康知识和理念。

　　我相信，在协和百年华诞的重要历史时刻，协和护理人能够把这份凝聚智慧和关爱的健康叮嘱送到更多人身边，为人民群众全生命周期的健康提供更加优质周到的服务和坚实有力的保障。这套丛书共计四册，涉及慢性病、传染病、妇女健康和儿童成长等内容，都是公众普遍关心的健康话题，希望它能够成为大家健康生活的良师益友，为进一步增强人民健康福祉贡献协和力量！

北京协和医院名誉院长

中国科学院院士

中国科学技术协会副主席

中华医学会常务副会长

2021 年 3 月

人民健康是国家富强和民族昌盛的重要标志。即将迎来百年庆典的北京协和医院，是中国现代医学的重要发源地，已连续 11 年蝉联《中国医院排行榜》综合榜榜首。在抗击新冠肺炎疫情中，北京协和医院先后派出 4 批、共 186 位医务人员驰援武汉，一直战斗在抗击疫情最前沿，承担着风险最高、难度最大、任务最为艰巨的危重症患者医疗救治，第一批到达，最后撤离，慎终如始，为打赢武汉保卫战、湖北保卫战做出了协和人应有的贡献！

传染性疾病一直威胁着人类健康，随着经济全球化和人口流动增多，加快了传染性疾病的传播和蔓延。我国面临着新老传染病的双重威胁，少数传染病有抬头趋势，新型传染病陆续被发现，如 SARS、埃博拉出血热以及目前仍在全球肆虐的新型冠状病毒肺炎。正确认识与了解传染性疾病，是广大人民群众预防传染病的坚实基础与保障。

本书科学权威、图文并茂、可读性强，为百年协和与人民健康送上一份暖心的礼物。本书根据传播途径共分为经呼吸道传播的疾病、经消化道传播的疾病、经虫媒传播的疾病、经接触传播的疾病四章。以临床案例形式导入，深入浅出地介绍了有代表性的传染性疾病预防和诊疗知识。撰稿作者均为北京协和医院相关专业的资深专家，具有丰富的传染性疾病防治经验。

百年协和，一切为民。为大众提供更加温暖、更多温情的医疗护理服务，是北京协和医院永恒的价值追求，也是协和人的历史使命。我们会推出更多满足人民健康需要的科普作品。

霍晓鹏　曹晶

2021 年 3 月

目录

第四章　经接触传播的疾病　| 105

经呼吸道传播的疾病

第一节
流感
——流感就是感冒吗？

王先生，65 岁，晨起后感到浑身无力、嗓子疼，送小孙子上幼儿园回来后，开始全身肌肉疼，肚子疼，感觉有点儿发热，测量体温 39℃。到医院急诊就诊，医生诊断为"甲型流感"，开了抗病毒药，并告诉老人需要居家隔离。老人说"不就是感冒了嘛！我以前感冒休息几天，很快就好了，怎么这回这么麻烦？还需要隔离？还要照顾小孙子呢。"爷爷说的对吗？下面我们来看看关于流感的一些小知识。

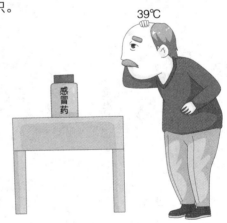

全身无力、肌肉痛、发热

协和护士 小课堂

什么是流感？

流行性感冒（influenza，流感）是由流感病毒引起的一种急性呼吸道传染病，具有流行面广、传染性强以及发病率高等特点。流感病毒按其核心蛋白分为4个型别：甲型（A型）流感病毒（H1N1、H3N2亚型）和乙型（B型）流感病毒每年可引起季节性流行，丙型（C型）流感病毒仅呈散发感染，丁型（D型）流感病毒主要感染牛且未发现人类感染。

	甲型	乙型	丙型
致病性	强	强	一般
流行性	易引起大范围流行甚至世界性大流行	未引起过世界性大流行	很少造成流行

人易感的流感病毒

一、流感是怎么发生的？

常见潜伏期为1~4天（平均2天），从潜伏期末到发病的急性期都有传染性。健康成人感染流感病毒后3~5小时即可释放病毒，病初2~3天传染性最强。免疫功能受损的患者排毒时间可超过1周，有时候可达1~3周。

1. 传染源　流感患者和隐性感染者。

2. 传播途径　飞沫传播和接触传播。

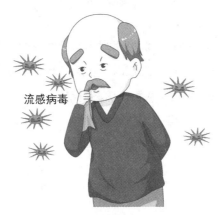

飞沫传播

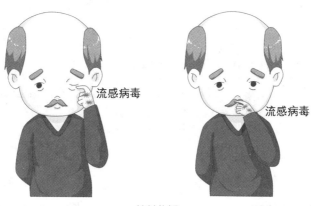

接触传播

二、流感和普通感冒一样吗？症状有哪些？

流感和普通感冒不一样。

1. 如果出现图 4 中这些流感症状建议及时就医，及时服用抗病毒的药物，通常最佳时间是 2 天以内，过了再吃效果可能会较差。无并发症者一般第 3~4 天后体温逐渐消退，全身症状好转，但咳嗽和疲倦感可迁延日久，恢复常需 1~2 周。

2. 如果只是出现下图中普通感冒症状，一般在家多喝热水或是吃点中成药，好好休息一下可能就好了。

普通感冒还是流感？

普通感冒症状	流感症状
喷嚏	头痛明显
流涕	发热（体温可达39~40℃）
咽痛	疼痛明显
头痛较少	食欲减退
体温正常或<38℃的低热	疲劳乏力
轻度到中度干咳	肌肉酸痛
	恶心、呕吐、腹泻

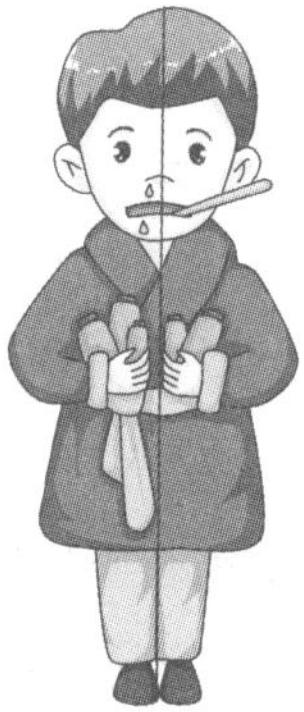

普通感冒和流感症状对比

5

三、流感治疗有特效药吗？

流感患者一旦发病，应尽快开始进行抗病毒治疗，理想情况是症状出现 48 小时内开始。早诊断、早治疗是提高流感治愈率、降低病死率的关键。抗病毒药物治疗越早开始越好，一般疗程 5 天。

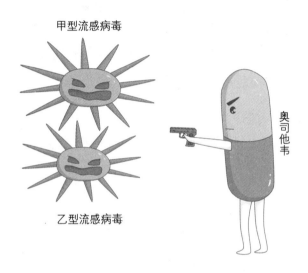

甲型流感病毒

乙型流感病毒

奥司他韦

四、如何预防流感呢？什么人需要打流感疫苗？什么时候打呢？

1. 接种流感疫苗是预防流感病毒感染及其严重并发症的最有效手段。

2. 孕妇、婴幼儿、老年人和慢性基础疾病患者等高危人群，患流感后出现严重疾病和死亡的风险较高。

3. 建议上述这几类人每年流感流行季节前（10月底前）在医生指导下接种流感疫苗。

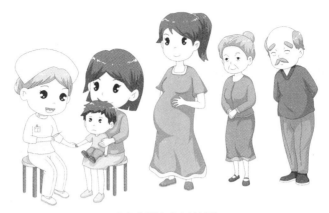

高危人群流感疫苗接种

五、流感疫苗有什么副作用呢？进口的疫苗是不是好一些？

1. 接种各种疫苗后都可能会出现不良反应，流感疫苗也是如此，主要表现为局部反应，例如接种部位红、肿、硬结、疼痛、有烧灼感等，少数人可存在全身反应，例如发热、头痛、头晕、嗜睡、乏力、肌痛、周身不适、恶心、呕吐、腹痛、腹泻等。绝大部分人的不良反应都是轻微的，可以在3天内自行消失，严重不良反应非常罕见。

2. 国产和进口流感疫苗相比，接种效果及安全性无显著性差异。

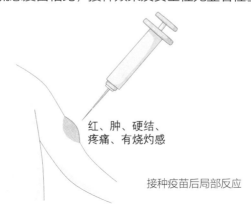

红、肿、硬结、疼痛、有烧灼感

接种疫苗后局部反应

六、居家隔离期间应注意什么？

得了流感的患者居家隔离，要注意多休息、多饮水，尽量单间居住，减少与共同居住者的接触机会，家人最好也戴口罩。

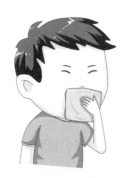

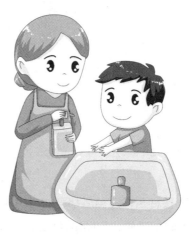

咳嗽打喷嚏使用纸巾等遮掩口鼻　　　　　使用清洁剂洗手尤其是在接触呼吸道分泌物后

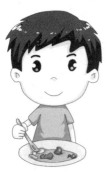

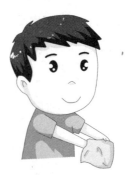

单独使用餐具　　　　　　　　　单独使用毛巾

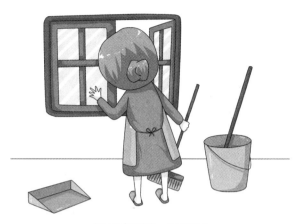

注意室内清洁，开窗通风

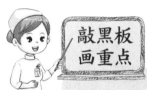

敲黑板
画重点

1. 孕妇、婴幼儿、老年人和慢性基础疾病患者等高危人群每年 10 月底前要接种流感疫苗。

2. 流感患者一旦发病，应尽快开始进行抗病毒治疗，理想情况是症状出现 48 小时内开始。

3. 早诊断、早治疗是提高流感治愈率、降低病死率的关键。

（李凡　刘爱辉）

第二节
新冠肺炎
——战"疫"必备"武器"

**故事
情境**

我发烧了怎么办？

啊！你最近出去玩过吗？

我前天刚刚坐公交车出去过一次，
但是我戴口罩了。

你除了发烧还有其他的症状吗？
有没有浑身酸疼，咳嗽，憋得慌？

肌肉有点酸疼，没有咳嗽也没憋气，
我要去医院吗？
现在这个特殊时期去医院也不安全……
怎么办啊？我好害怕啊……

第一章 经呼吸道传播的疾病

协和护士小课堂

什么是 COVID-19？

COVID-19 是 2019 冠状病毒病。这是一种传染病，首次发现于 2019 年末，迅速播散至全球。

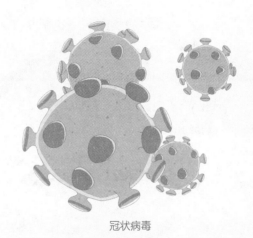

冠状病毒

一、COVID-19 如何传播？

1. 飞沫传播　通过咳嗽、讲话时产生的飞沫传播。

2. 接触传播　含有病毒的飞沫沉积在物品表面，经手接触到口腔、鼻腔、眼睛处等黏膜，进入呼吸道。

3. 存在气溶胶传播的可能　在相对封闭的环境中，长时间暴露于高浓度含病毒气溶胶的情况下，存在气溶胶传播的可能。

4. 存在粪－口传播的风险　因在粪便及尿中可分离到新型冠状病毒，固存在粪－口传播风险。

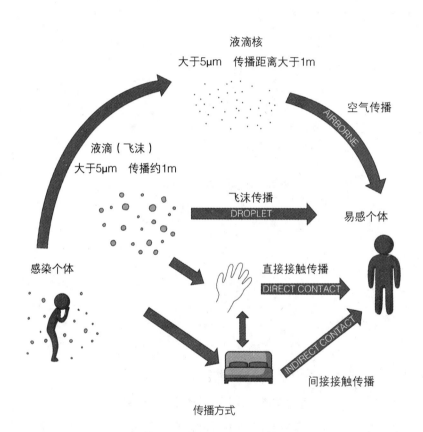

传播方式

二、我们应该如何做好自我管理呢？

1. 外出

（1）勤洗手

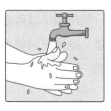

流水湿润双手，
涂抹专用洗手液。

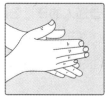

1. 掌心相对，手指并
拢相互揉搓。

请注意：

- 每步至少搓手时间≥15秒
- 尽可能使用专业的洗手液
- 洗手时应稍加用力
- 使用流动的清水，尽量不要
  开关水龙头
- 建议使用一次性纸巾或已
  消毒的毛巾擦手

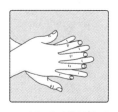

2. 手心对手背沿指缝
揉搓，交替进行。

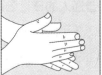

3. 掌心相对，双手交
叉沿指缝相互揉搓。

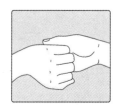

4. 弯曲各手指关节，
双手相扣进行揉搓。

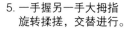

5. 一手握另一手大拇指
旋转揉搓，交替进行。

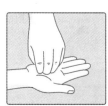

6. 一手指尖在另一手掌
心旋转揉搓交替进行。

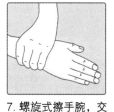

7. 螺旋式擦手腕，交
替进行。

七步洗手法

（2）戴口罩

1）口罩的选择：市面上比较常见的口罩大致分为棉布口罩、医用口罩、专业防护型口罩。

①最普通的棉布口罩主要用来防寒保暖。②医用口罩可以在一定程度上阻止细菌唾液的传播，对于普通人的日常防护而言，只要正确佩戴普通医用口罩即可。③专业防护型口罩是防护级别最高的口罩，接诊新冠肺炎的医护人员，或持续处于高风险的环境中可佩戴此类口罩。

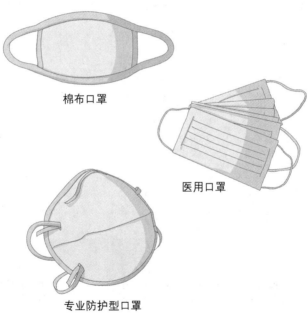

棉布口罩

医用口罩

专业防护型口罩

口罩的选择

2）口罩的佩戴方法：①一次性口罩和医用外科口罩。②N95 型口罩。

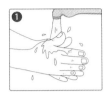

佩戴外科口罩前，应先洗手。

分辨外科口罩前后，一般有颜色或褶纹向下的一面向外，有金属条的一边向上。

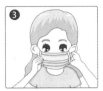

如选用挂耳式外科口罩，把橡筋挂在耳朵上，使口罩紧贴面部。

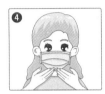

拉开外科口罩，使口罩完全覆盖口、鼻和下巴。

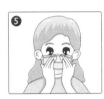

把外科口罩的金属条沿鼻梁两侧按紧。

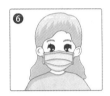

佩戴口罩后，应避免触摸口罩。若必须触摸口罩，在触摸前、后都要彻底洗手。

一次性口罩和医用外科口罩佩戴方法

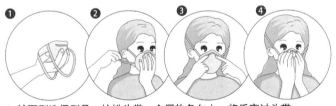

1. 按面型选择型号，拉松头带。金属软条向上，将手穿过头带。
2. 戴上口罩，头带分别置于头顶及颈后。
3. 将双手的示指及中指由中央顶部向两旁同时按压金属软条。
4. 检查妥当：
   正向检查——以双手轻按口罩，然后刻意呼吸，空气应该不会从口罩边缘泄漏。
   负压检查——以双手轻按口罩，然后刻意呼吸，口罩应该会稍凹陷。

头戴式 - 佩戴方法

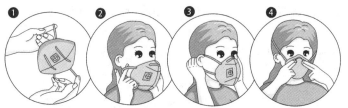

1. 面向口罩无鼻夹的一面，两手各拉住一边耳带，使鼻夹位于口罩上方。
2. 用口罩抵住下巴。
3. 将耳带拉至耳后，调整耳带至感觉尽可能舒适。
4. 将双手手指置于金属鼻夹中部，一边向内按压一边顺着鼻夹向两侧移动指尖，直至将鼻夹完全按压成鼻梁形状为止。仅用单手捏口罩鼻夹可能会影响口罩的密合性。

耳戴式 - 佩戴方法

N95 型口罩佩戴方法

3）口罩佩戴注意事项。

如何戴上、使用、取下及处理口罩

戴口罩前后，请用肥皂和水或含酒精的免洗洗手液洗手。

如何戴上、使用、取下及处理口罩

使用时避免触摸口罩；如果触摸了，请用肥皂和水或含酒精的免洗洗手液洗手。

如何戴上、使用、取下及处理口罩

一旦口罩变得潮湿，请立即更换新口罩，不要重复使用一次性口罩。

如何戴上、使用、取下及处理口罩

用口罩盖住口鼻，确保面部和口罩之间没有缝隙。

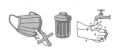

如何戴上、使用、取下及处理口罩

正确取下口罩：从后面取下，请勿触摸口罩正面；立即弃置于封闭的垃圾桶内；用肥皂和水或含酒精的免洗洗手液洗手。

口罩佩戴注意事项

4）口罩的正确保存：口罩应为一次性使用，因临时需要暂时摘下，可按以下方式保存。

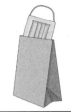

放置在干净透气的纸袋中

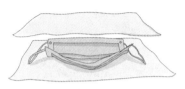

口罩的保存方法　　　放在两层干净的纸巾中间

5）口罩的正确丢弃方法。

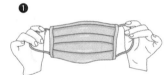

❶ 洗手后把口罩的系带从双耳取下

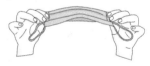

❷ 尽量避免接触口罩向外的部分，将口罩向外折

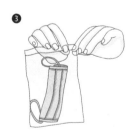

❸ 然后放入密封袋内封好

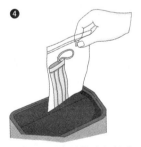

❹ 将口罩扔到有盖的垃圾桶内，立刻清洗双手

口罩的正确丢弃方法

（3）外出注意事项

1）与他人保持至少1米的社交距离。

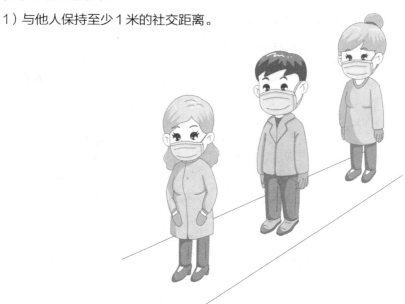

2）手接触到公共区域的物体表面后，不要直接接触口、眼、鼻。

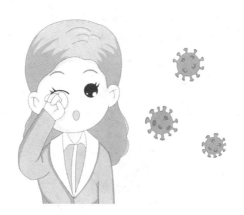

3）打喷嚏或咳嗽时，需用弯曲的肘部或用纸巾遮挡口鼻。

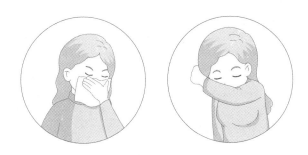

4）乘坐公共交通工具，出发前做好出行计划，尽量减少在车站逗留时间。如在旅途中出现发热、咳嗽等症状，要做好个人防护，尽量避免接触他人，并及时就医。

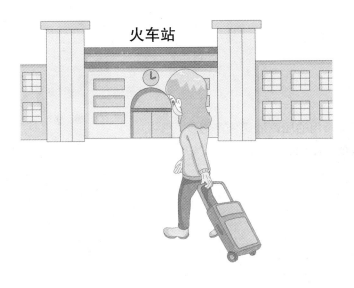

火车站

2. 居家

（1）**居家物品消毒：**经常接触的物体表面，需每天清洁，必要时可用酒精或含氯消毒剂等擦拭消毒。

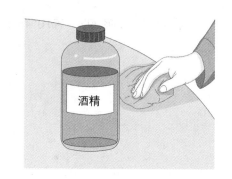

（2）**衣物消毒：**外出衣物经常换洗，必要时可以煮沸消毒，或使用含氯消毒剂等浸泡消毒。

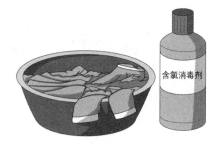

（3）常用的居家消毒液务必要按照说明书使用。

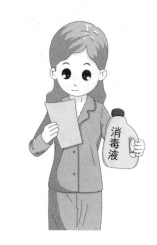

3. 工作环境

（1）在办公室如何做

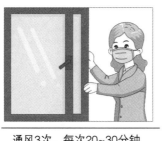

通风3次，每次20~30分钟

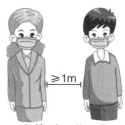

保持1米，戴口罩

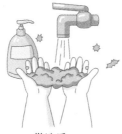

勤洗手

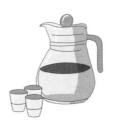

多饮水

（2）在食堂如何做

1）采用分餐进食，避免人员密集。

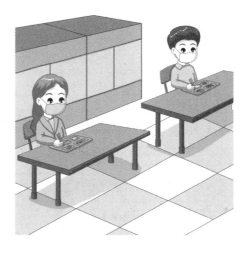

2）餐厅及餐厅内的餐具按时消毒。

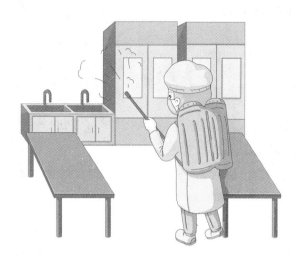

3）避免生食肉类。建议营养配餐，清淡适口。

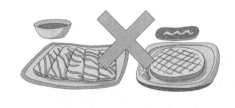

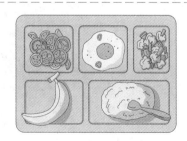

（3）参加会议时怎么做

1）佩戴口罩，进入会议室前洗手消毒。

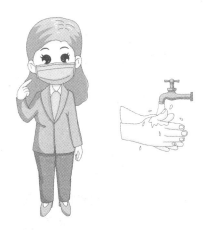

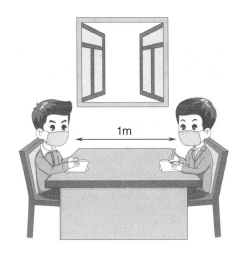

2）减少集中开会，控制会议时间，会议室开窗通风。

3）会议结束后场地、桌椅须进行消毒。

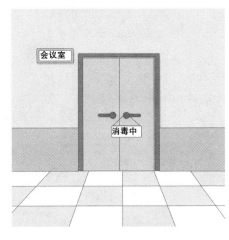

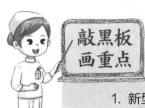

敲黑板画重点

1. 新型冠状病毒可通过飞沫传播、接触传播，存在气溶胶传播和粪－口传播的风险。

2. 无论我们是居家还是外出或是工作时都应该注意勤洗手，都要避免用脏手触碰口鼻眼，做好个人防护。

3. 做好口罩及其他污染物品的处理措施，预防二次污染。

4. 避免聚集，减少聚会，注意用餐及餐具卫生。

5. 勤锻炼，多通风，保持良好愉悦心情。

（李梅）

第三节

肺结核

——"痨病"离我们并不远

**故事
情境**

　　小王，男性，30岁，1个月前受凉后出现低热，下午比较明显，体温最高不超过38℃。得病以来一直咳嗽、咳白痰，逐渐出现痰中带血丝，偶有胸痛。一开始小王以为自己是感冒，服用各种感冒药和止咳药后没有明显好转，因工作繁忙未去医院就诊，之后逐渐出现体重减轻、乏力，有时夜间盗汗，生病以后进食和睡眠都变差了。病拖着一直不见好，小王才来医院看病，做了痰涂片和胸部影像学等检查，确诊为肺结核。

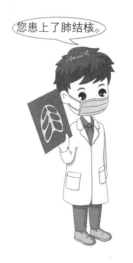

您患上了肺结核。

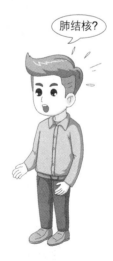

肺结核？

协和护士小课堂

什么是肺结核？

结核病是一种由结核分枝杆菌造成的慢性传染病，通常影响肺部。此病通过患者咽喉和肺部产生的飞沫在人际传播。对于健康人群，结核分枝杆菌感染通常不会引发症状，因为其免疫系统会发挥作用阻挡细菌。

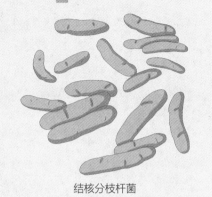

结核分枝杆菌

一、肺结核如何传播？

1. 空气传播　通过咳嗽、咳痰、打喷嚏传播。

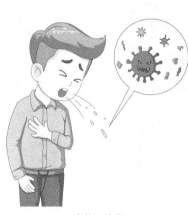

咳嗽、咳痰

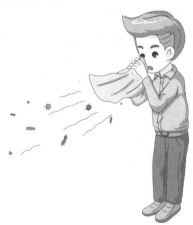

打喷嚏

2. 食物传播 饮用未经消毒的牛奶或乳制品。

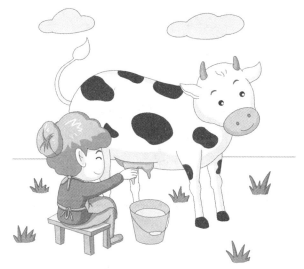

未经消毒的牛乳或乳制品

3. 尘埃传播 传染期的结核病患者随地吐痰。

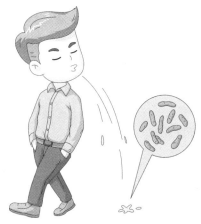

随地吐痰

二、肺结核有哪些症状？

咳嗽、咳痰、咯血、胸痛、呼吸困难；午后低热、面颊潮红、盗汗、乏力；食欲缺乏、体重下降、女性月经失调；少数患者可有皮下结节、疱疹性结膜炎、结核风湿症等。

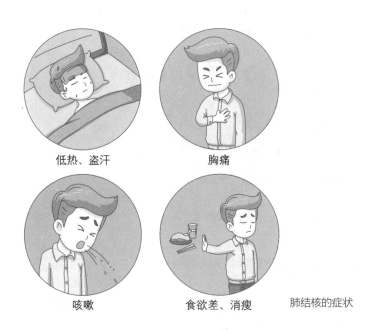

低热、盗汗

胸痛

咳嗽

食欲差、消瘦

肺结核的症状

三、得了肺结核后怎么办？

规范全程治疗 6~8 个月，耐药肺结核治疗全程为 18~24 个月。治疗中途不能漏服和间断服药。

常见的抗结核药

异烟肼　利福平　乙胺丁醇　吡嗪酰胺

四、治疗期间有哪些注意事项？

1. 早期、联合、适量、规律、全程用药。

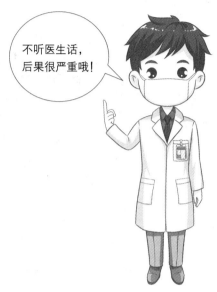

不听医生话，后果很严重哦！

遵医嘱服药

2. 定期复查。

初治患者应在服药满2、5、6个月时送痰进行复查。

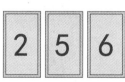

复治患者在服药满2、5、8个月时送痰进行复查。

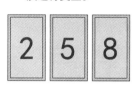

定期复查

3. 生活起居应注意哪些问题？

（1）居所：家中的患者除积极治疗外，居所要经常通风换气，患者最好单独住一室，无条件者也要分床睡。

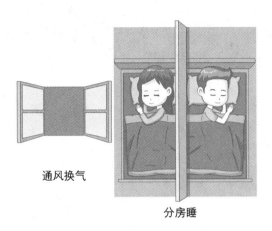

通风换气

分房睡

（2）消毒：结核菌怕热、怕酒精，而且还怕紫外线，日光照射数小时可被杀死。

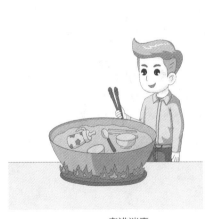

煮沸消毒

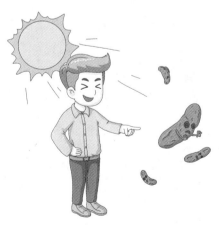

紫外线消毒

4. 佩戴口罩 选择合适的口罩并正确佩戴，可以阻止和减少结核分枝杆菌通过患者的口鼻扩散到空气中，降低传播风险。患者和与患者接触者均应佩戴口罩。

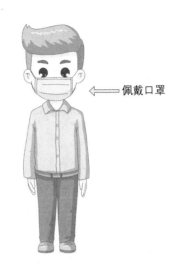

← 佩戴口罩

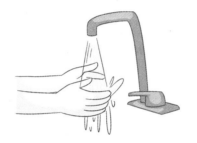

5. 洗手 通过洗手可将手上60%~90% 的结核分枝杆菌去除。

6. 调整心态 患病后生活和工作会受到影响，可做些力所能及、有意义的活动来分散注意力，必要时寻求医生的帮助。

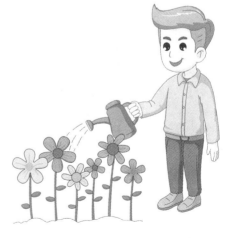

患病后做有意义的活动分散注意力

五、其他常见问题

1. 肺结核治好后还会传染给别人吗?

医生判断为治愈后就不会有传染性。

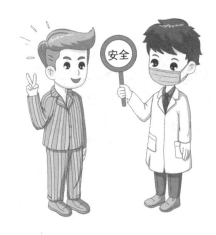

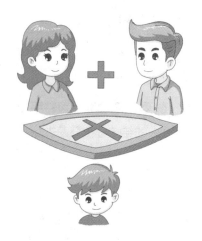

2. 肺结核会遗传吗?

肺结核不是遗传性疾病,不会传给下一代。

3. 肺结核患者能够生育吗?

育龄妇女如果患了肺结核应采取避孕措施,因为药物治疗可能会影响胎儿的健康,如果肺结核患者已经怀孕,应咨询医生,决定是否终止妊娠;通常肺结核治愈半年后,可以正常妊娠。

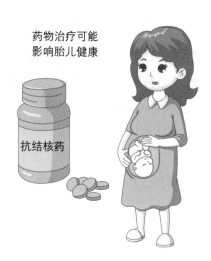

药物治疗可能
影响胎儿健康

抗结核药

4. 学生肺结核患者应该注意哪些问题？

学生得了传染性肺结核，应该休学，在家疗养。待传染性消失后，凭结核病防治机构的诊断证明可以复学。

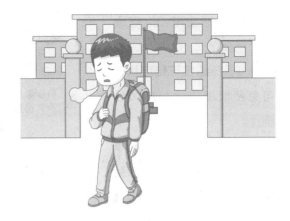

六、国家对于肺结核治疗的免费政策

1. 哪些机构检查和治疗可以享受免费政策？

在县（区）级结防机构检查和治疗肺结核，可享受国家免费政策。

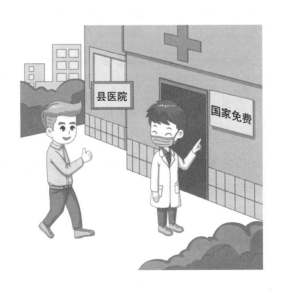

2. 哪些检查和治疗项目可免费？

（1）肺结核可疑症状者可免费检查痰涂片和X线胸片。

（2）肺结核患者免费享有国家统一方案的抗结核药物、治疗期间的痰涂片检查及治疗结束时的X线胸片检查。

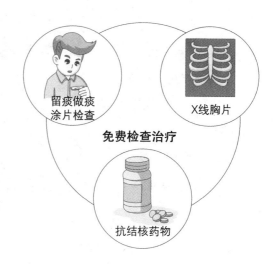

留痰做痰涂片检查

X线胸片

免费检查治疗

抗结核药物

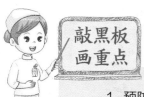

敲黑板画重点

1. 预防肺结核要控制传染源、切断传播途径、保护易感染人群。

2. 对于个人来说，平常养成好习惯，多锻炼身体，勤洗手，提高自身的免疫力。

3. 符合条件的青少年，还可以接种卡介苗来提高肺结核的抵抗力。

（李梅）

第四节
流脑
——"假感冒"被耽误，差点送了命

故事情境

不久前，3 岁的小安迪从下午开始不停流鼻涕、咳嗽、打寒战，体温达到了 38℃。由于身边感冒的孩子很多，爸妈也没放在心上，给安迪吃了些感冒药就回去上班了。到了晚上，由于小安迪实在难受，爸妈就带他在小诊所输了点抗生素，没想到输液不仅不管事，还让安迪渐渐迷糊起来。

到了凌晨 1 点左右，爸妈觉得不对劲，赶紧叫急救车把小安迪送到医院。这时候，小安迪已经神志不清，血压极低，全身起了大片紫红色的瘀斑，被诊断为流脑。面对惊恐不安的父母，医生表示，还好送医及时，如果再晚一天，就会有生命危险。

那么，看上去是普通的感冒，怎么变成了"流脑"？

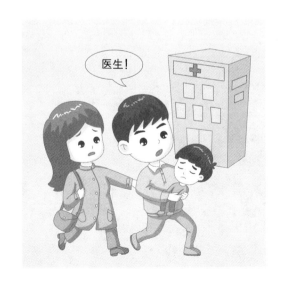

医生！

35

协和护士 小课堂

什么是流脑❓

　　"流脑"是由脑膜炎双球菌引起的化脓性脑膜炎，全称为流行性脑脊髓膜炎，是急性呼吸道传染病，多见于秋冬季，儿童发病率高。

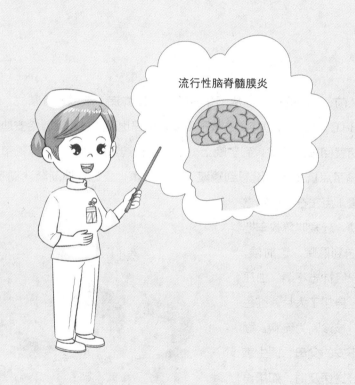

流行性脑脊髓膜炎

第一章 经呼吸道传播的疾病

36

一、流脑是怎么传染的？

1. 传染源　是流脑带菌者和患者。

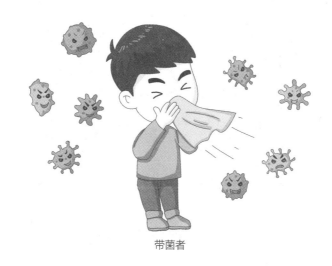

带菌者

2. 传播途径　主要通过咳嗽、喷嚏等经飞沫直接从空气中传播。

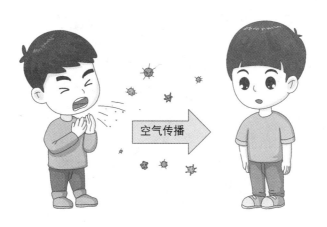

空气传播

3. 流行特征　是在冬春季节流行。各年龄组中均可发生，小于 15 岁的儿童多见，6 个月 ~2 岁儿童为易感者。

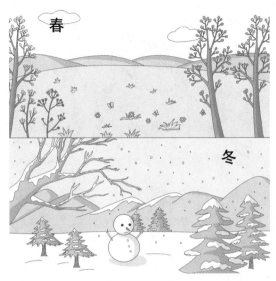

冬春季节流行

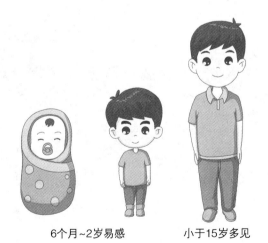

6个月~2岁易感　　　　小于15岁多见

小于 15 岁多见，6 个月 ~2 岁易感

二、得了流脑有哪些表现？

轻型"流脑"只表现为"上呼吸道感染"，出现咽痛、咳嗽或轻度发热等症状。

典型的"流脑"则表现为急起高热、头痛、呕吐、皮肤黏膜瘀点及脑膜刺激症状。一旦孩子在发热的同时又出现皮疹，应及时就医，如不及时抢救，可在24h内死亡，婴幼儿病情更凶险。

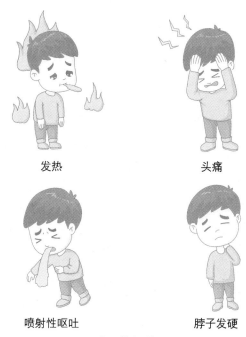

发热　　　　　　　　　头痛

喷射性呕吐　　　　　　脖子发硬

典型"流脑"

三、得了流脑怎么办？

早期发现、早期诊断、就地隔离和治疗是十分关键的措施。一般隔离到临床症状消失后3天，但不少于发病后7天，与患者接触者，应进行医学观察7天。

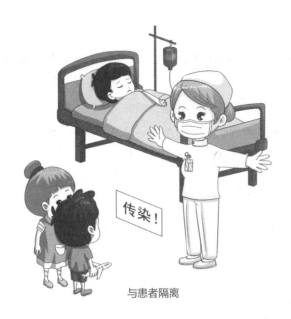

与患者隔离

1. 抗菌治疗

首选磺胺类药物，疑对磺胺过敏或耐药者应改换其他药物，如青霉素或氯霉素。

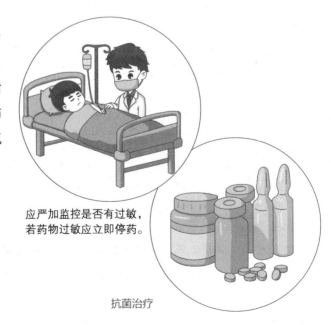

应严加监控是否有过敏，若药物过敏应立即停药。

抗菌治疗

2. 对症治疗 如高热给予降温，脑水肿症状给予甘露醇静点等。

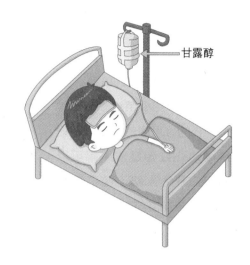

甘露醇

3. 卧床休息，清淡饮食。

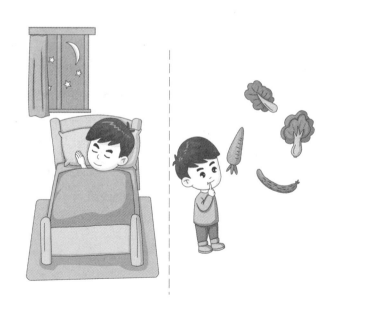

四、如何预防流脑？

1. 接种流脑疫苗　是预防流脑最经济最有效的措施。

（1）流脑疫苗经临床检验是安全的、可靠的疫苗，不论是婴幼儿或者是成人都可以应用，分为 A 群流脑疫苗和 A+C 群流脑疫苗两种。

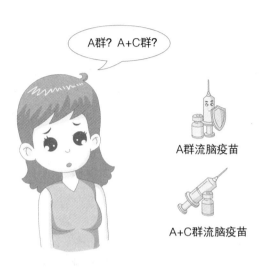

A群？A+C群？

A群流脑疫苗

A+C群流脑疫苗

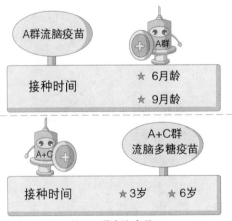

A群流脑疫苗	+A群
接种时间	★ 6月龄 ★ 9月龄

+A+C	A+C群 流脑多糖疫苗
接种时间	★3岁　★6岁

相比A群流脑疫苗，
多预防C群脑膜炎球菌。

（2）儿童：分别在孩子 6 月龄、9 月龄各接种一剂次 A 群流脑疫苗，到孩子 3 岁、6 岁时再分别接种一剂次 A+C 流脑疫苗。

成人：可以注射 A+C 群流脑疫苗。

（3）注意事项。

流脑疫苗注意事项

1. 接种后在接种单位停留30分钟，观察孩子的反应情况，无异常后离开。

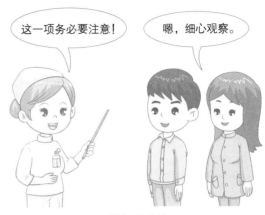

观察 30 分钟

2. 接种后适当休息，多饮开水，注意保暖，避免进行剧烈的活动。

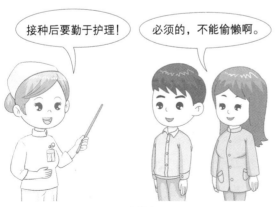

适当休息

流脑疫苗不良反应

接种本疫苗后，反应轻微，一般无严重的局部反应和全身反应。个别儿童接种后，局部出现红晕、轻微疼痛1~2天；全身反应有低热，少数可出现超过38.5℃的发热。

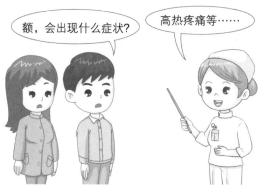

不良反应

2. 建立科学生活方式　经常体育锻炼，增强机体抵抗能力。被褥、日用品和用具要勤晒太阳，搞好室内卫生和环境卫生，居室要经常开窗通风换气，保持室内空气新鲜。

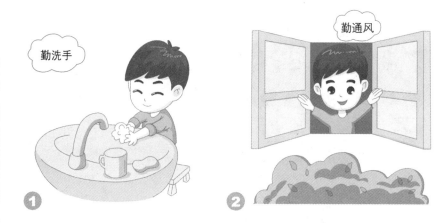

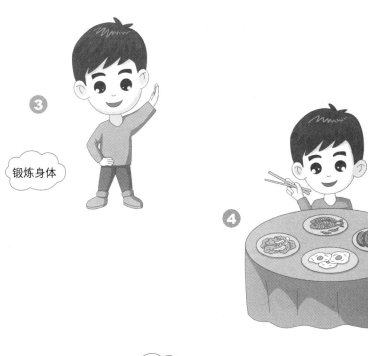

③ 锻炼身体

④ 营养均衡

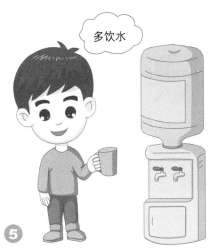

多饮水

⑤

建立科学生活方式

3. 流脑流行季节尽量少到人口密集的地方，特别是儿童，外出要戴口罩，防治交叉感染。一旦出现不明原因的发热、乏力、咽喉痛等症状，应提高警惕；若出现高热不退、剧烈头痛、喷射状呕吐等，应立即送医院检查，确诊者应隔离治疗，患者污染的环境、用品等要严格消毒。

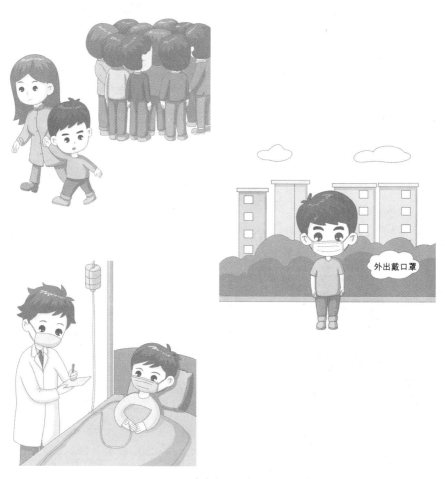

外出戴口罩

防止交叉感染

1. 流脑儿童发病率较高，轻症患者只表现为"上呼吸道感染"，与感冒症状相似，早期发现、早期诊断、就地隔离和治疗是十分关键的措施。

2. 接种流脑疫苗是预防流脑最经济最有效的措施，建议家长应咨询医生，及时做好孩子的疫苗接种工作。

（朱宏伟　霍晓鹏　曹晶）

第五节
流行性出血热
——耗子的疯狂

刘某，男，27 岁。2 周前与朋友在街边撸串儿喝啤酒。5 天前突发高热、寒战、头痛、全身酸痛，尤以肾区疼痛为甚，当时并未重视。今日起床后突发休克，无尿，血压 77/42mmHg，体温 39.2℃。面色潮红，呈醉酒貌。睑结膜及咽部、颊黏膜充血，全身皮肤散在瘀点、瘀斑，肾区叩痛。经过血液病毒学检测汉坦病毒核酸（＋），诊断为流行性出血热。原来，患者在撸串过程中喝了被病鼠尿污染过的啤酒导致病发。

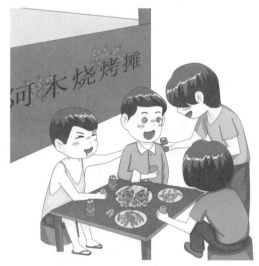

撸串儿的代价

什么是流行性出血热？

流行性出血热（epidemic hemorrhagic fever，EHF）是由汉坦病毒引起的、经鼠传播的急性病毒性传染病。以发热、低血压、出血、肾脏损害等为特征，主要的病理变化是全身小血管和毛细血管广泛性损害。

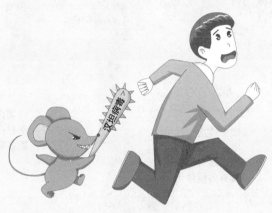

可怕的汉坦病毒

一、流行性出血热是怎么发生的？

1. 鼠类是主要传染源。

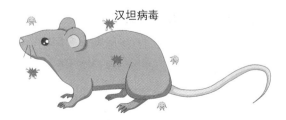

汉坦病毒

2. 传播途径。

呼吸道传播
含有汉坦病毒的
鼠排泄物污染尘
埃后形成的气溶
胶颗粒经呼吸道
感染

● 病原体

消化道传播
食进含有汉坦病
毒的鼠排泄物污
染的食物、水，
经口腔黏膜及胃
肠黏膜感染

接触传播
被病鼠咬伤后病
毒直接入血导致
感染

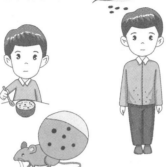

螨虫传播
寄生于鼠类身上
的革螨或恙螨也
具有传播作用

母婴传播
孕妇患病后可经
胎盘感染胎儿

流行性出血热的传播途径

3. 人群普遍易感，但以青壮年和农民多见。

二、流行性出血热的症状有哪些？

1. 潜伏期为 8~39 天，一般为 2 周。

2. 共分为发热期、低血压休克期、少尿期、多尿期、恢复期 5 期。

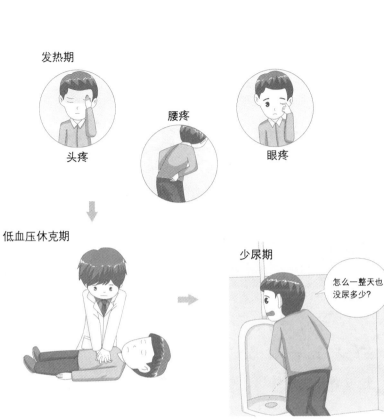

发热期

头疼

腰疼

眼疼

低血压休克期

少尿期

怎么一整天也没尿多少?

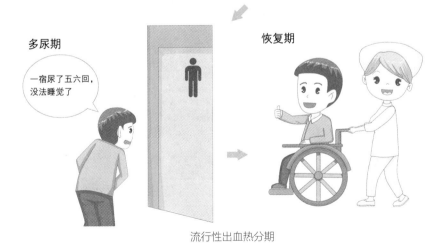

多尿期

一宿尿了五六回，没法睡觉了

恢复期

流行性出血热分期

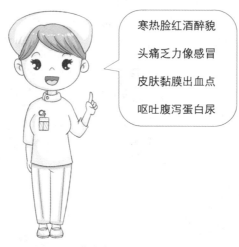

临床表现顺口溜儿

三、得了流行性出血热怎么办？

1. 早诊断、早休息、早治疗、就地或就近治疗。

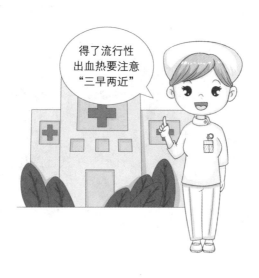

2. 发热期治疗。

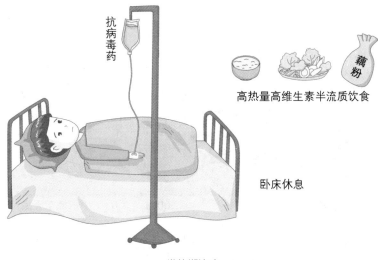

抗病毒药

高热量高维生素半流质饮食

卧床休息

发热期治疗

3. 低血压休克期治疗。

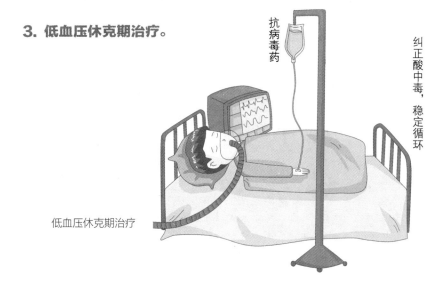

抗病毒药

纠正酸中毒，稳定循环

低血压休克期治疗

4. 少尿期治疗 高热量、高维生素半流质饮食；"量出为入"，即前一天尿量 +500ml= 第二天摄入量。

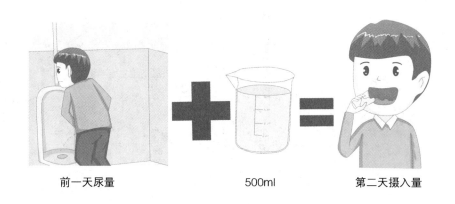

前一天尿量　　　　500ml　　　　第二天摄入量

5. 多尿期治疗 补充足量液体及电解质，可以通过输液、饮水、进食途径。

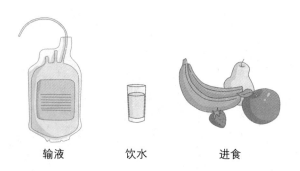

输液　　　　饮水　　　　进食

四、出血热的预防措施有哪些？

1. 防鼠灭鼠是防止本病流行的关键。

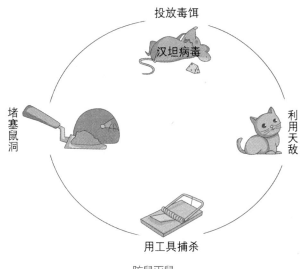

防鼠灭鼠

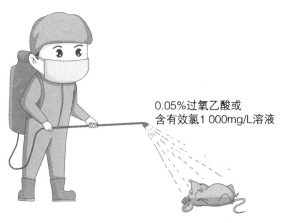

0.05%过氧乙酸或
含有效氯1 000mg/L溶液

死鼠处理

2. 灭螨和防螨，保持室内外环境卫生。

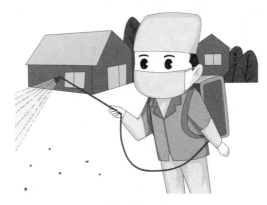

灭螨和防螨

3. 鼠咬伤后处理。

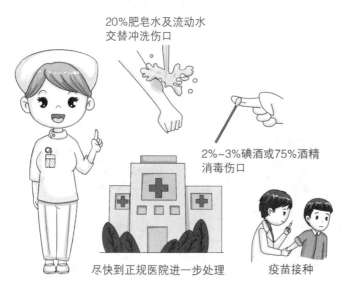

20%肥皂水及流动水
交替冲洗伤口

2%~3%碘酒或75%酒精
消毒伤口

尽快到正规医院进一步处理

疫苗接种

鼠咬伤后处理

4. 疫苗接种 根据当地流行的出血热病毒血清型选择疫苗，每人全程接种3针次，即接种第1针后14天接种第2针，第6个月加强接种第3针。

要打多少针？

3针

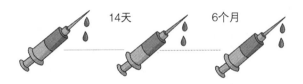

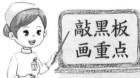

1. 如果您出现"三痛"及流感样症状且1个月内有鼠类及其排泄物接触史，请您戴好口罩及时就诊排除流行性出血热。

2. 灭鼠防鼠是防止本病流行的关键，尤其在每年5~6月和10~12月份。

3. 死鼠处理：消毒后深埋。

4. 切忌如开头故事里患者那样，易拉罐包装的酒水饮料直接对罐口饮用。如易拉罐在储存运输过程中恰被病鼠及其排泄物污染则极易被传染。

（张岑 侯秀凤）

第二章

经消化道传播的疾病

第一节

菌痢

——拉肚子怎么也传染？

今年35岁的小李，前一天下午在路边小食摊吃饭，第二天开始恶心、腹痛，一开始以为只是单纯吃坏了东西，喝点热水就好了，没想到越来越重，呕吐了2次后，开始大量腹泻，里急后重，前前后后跑了16趟厕所，都快虚脱了，体温也升高了，一测竟然38℃，没办法小李只好来到医院急诊。在检查，抽血，留取便标本化验后，医生诊断为：细菌性痢疾。

咦，这是什么病？难道不是普通拉肚子吗？我是怎么得上的呢？

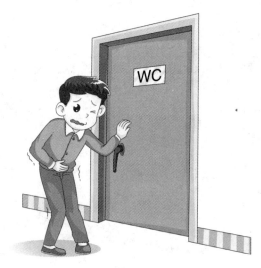

频繁腹泻

协和护士小课堂

什么是细菌性痢疾？

细菌性痢疾简称菌痢，是由志贺菌感染的肠道传染病，患者会出现腹痛、腹泻、里急后重等主要症状，大便为黏液脓血便。学龄前儿童和青壮年人群尤为易感。

一、细菌性痢疾是怎么发生的？

1. 传染源 是急性、慢性细菌性痢疾患者及带菌者。

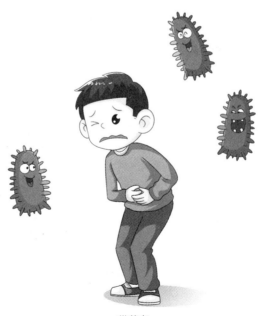

带菌者

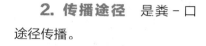

2. 传播途径 是粪－口途径传播。

（1）消化道传播： 食用被志贺菌污染的食物和水。

（2）生活接触传播： 因接触患者或带菌者及其生活用具而被感染。

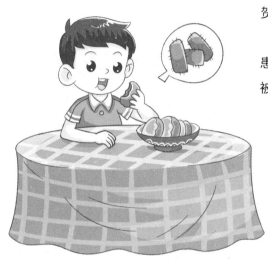

消化道传播

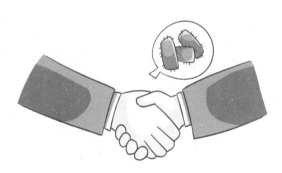

生活接触传播

粪－口传播

3. 流行特征 通常与水源被污染有关。

（1）好发地区： 医疗卫生条件差且水源不安全的地区。

（2）好发季节： 全年散发，但夏秋季最高发，即 5~10 月发病率最高。

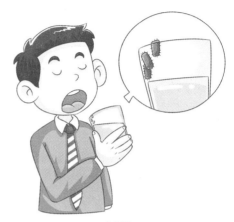

水污染

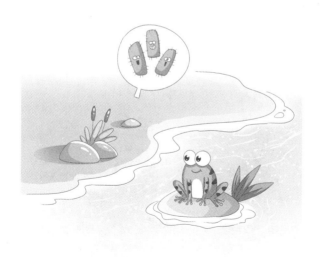

好发夏秋季节

二、细菌性痢疾的症状有哪些？

发热、腹痛、腹泻、水样稀便或黏液脓血便是细菌性痢疾的主要表现。

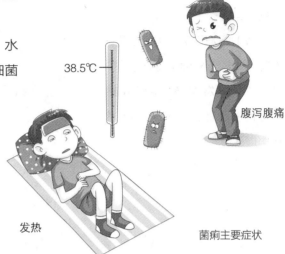

38.5℃

发热

腹泻腹痛

菌痢主要症状

1. 急性菌痢

主要表现为肠道症状。

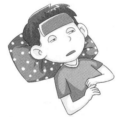

发热、头痛、食欲减退

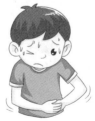

左下腹压痛

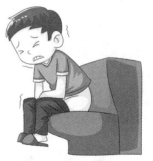

腹痛、腹泻，稀水样便/黏液脓血便

急性菌痢症状

2. 中毒性菌痢 是由于志贺菌所产生的毒素导致的全身表现，多见于 2~7 岁儿童，肠道症状较轻，可分为三型。

（1）**休克型：**以感染性休克为主要表现。

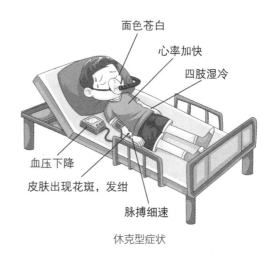

面色苍白
心率加快
四肢湿冷
血压下降
皮肤出现花斑，发绀
脉搏细速

休克型症状

（2）**脑型：**中枢神经系统症状为主要表现。

（3）**混合型：**兼有上两型表现，病情凶险，死亡率 90% 以上。

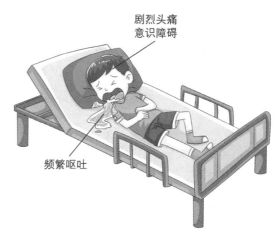

剧烈头痛
意识障碍
频繁呕吐

脑型症状

3. 慢性菌痢　疾病持续 2 个月以上。

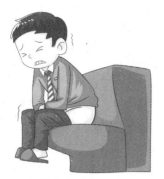

长期腹痛、腹泻，便
秘与腹泻可交替出现

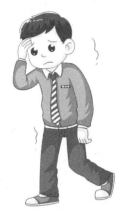

营养不良，贫血，乏力

慢性菌痢症状

三、得了细菌性痢疾怎么办？

一旦出现症状，我们应该及时就医，对症处理，具体措施如下：

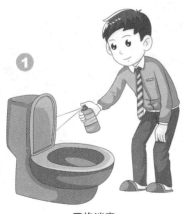

严格消毒

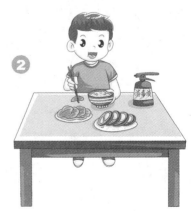

消化道隔离：不与旁人一起吃饭

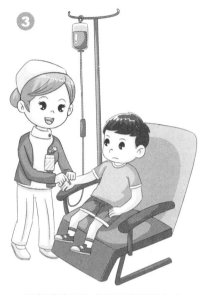

积极补液是治疗腹泻的最好方式

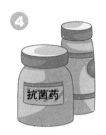

抗菌治疗，一般需要 3~5 天

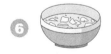

饮食以清淡流食为主

发热以物理降温为主

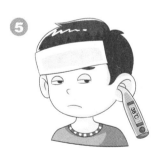

细菌性痢疾处理措施

四、如何预防细菌性痢疾？

目前尚无有效的志贺菌疫苗，因此保持以下良好的生活习惯，这样就能远离细菌性痢疾。

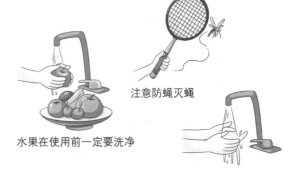

注意防蝇灭蝇

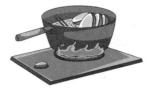

水果在使用前一定要洗净

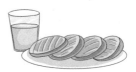

注意个人卫生，饭前便后洗手

餐具和生活用具单独使用，
并严格消毒

不吃生冷、变质食物，
不喝生水

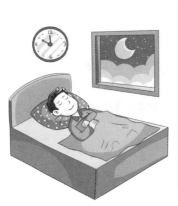

注意休息，适当运动，增强免疫力

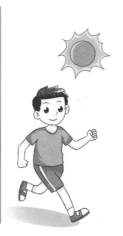

预防措施

1. 细菌性痢疾是由志贺菌感染的肠道传染病，主要通过粪－口途径传播。

2. 日常生活管理是细菌性痢疾治疗和预防的重要环节，一定要做好个人卫生，注意饮食、饮水、粪便管理，消灭蚊虫，切断其传播途径。

3. 一旦出现比较严重的症状，尤其是婴幼儿、老人、免疫力低下的患者，应尽快就医治疗，避免病情延误。

（朱宏伟　王英杰　南莎）

第二节
病毒性肝炎（甲型）
——海鲜有风险，入口须谨慎

　　1988 年春节前后，上海地区突然暴发了一种急性传染病，最终导致近 30 万人感染。造成当时疾病暴发流行的罪魁祸首就是甲型肝炎病毒，主要是由于上海地区人民普遍喜食毛蚶。他们通常仅用开水烫一下毛蚶即蘸料食用，而这种烹饪方法根本不能杀灭毛蚶体内的甲肝病毒，从而导致了大量当地居民的感染。

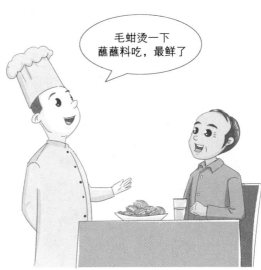

毛蚶烫一下蘸蘸料吃，最鲜了

生吃毛蚶致使甲肝疫情

协和护士小课堂

什么是甲型病毒性肝炎？

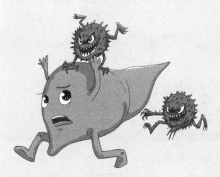

甲型病毒性肝炎

甲型病毒性肝炎，简称甲型肝炎或甲肝，是由甲肝病毒（hepatitis A virus，HAV）引起的一种急性肠道传染病。临床上分为急性黄疸型、急性无黄疸型、淤胆型与重症型四个类型。本病呈自限性，无慢性化，预后较好。患过甲型肝炎或感染过甲型肝炎病毒的人可以获得持久的免疫力。

一、甲肝是怎么发生的？

1. 传染源 甲肝患者及隐性感染者为主要传染源。

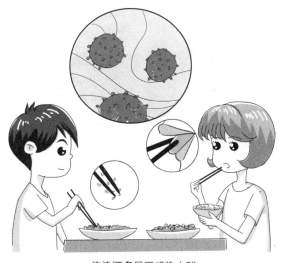

传染源多是已感染人群

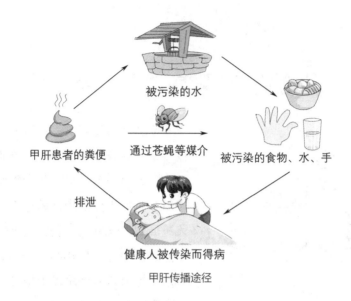

被污染的水

甲肝患者的粪便

通过苍蝇等媒介

被污染的食物、水、手

排泄

健康人被传染而得病

甲肝传播途径

2. 易感人群 是人群普遍易感，但绝大多数为隐性或亚临床型感染。6 个月以下婴儿一般不发生甲肝。

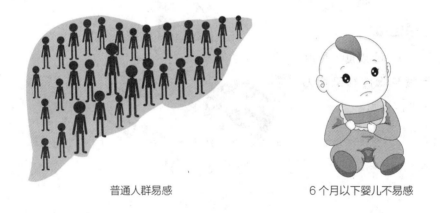

普通人群易感

6 个月以下婴儿不易感

3. 流行特征 一般是农村高于城市，西部高于东部，北方高于南方；以冬春季为主；水源和食物污染可造成暴发流行。

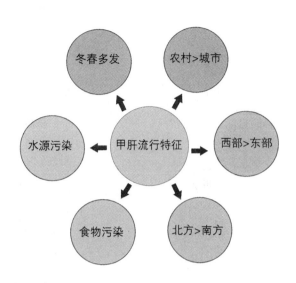

二、甲肝症状有哪些？

HAV 感染的潜伏期为 15~45 天，平均 30 天左右。

1. 急性黄疸型 总病程为 1~4 个月。

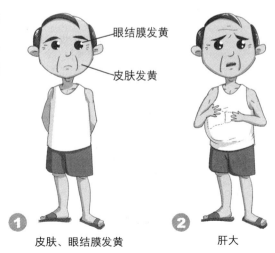

皮肤、眼结膜发黄　　　　　肝大

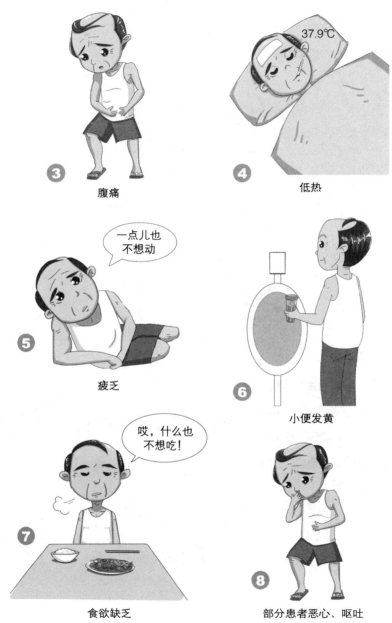

急性黄疸型甲肝

2. 其他型对比。

甲肝其他分型对比

分型	黄疸/胆红素	血清ALT	肝肿大	消化道症状
急性无黄疸型	无/正常	明显升高	明显	症状多且明显
亚临床型	无/正常	升高	少见	有
隐性感染	无/正常	正常	无	无
急性淤胆型	严重/胆红素>300μmol/L	升高	肿大	有
急性重型	比例低但病死率高，需肝移植治疗			

三、得了甲肝怎么办？

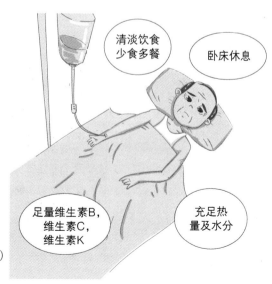

清淡饮食 少食多餐

卧床休息

足量维生素B，维生素C，维生素K

充足热量及水分

甲肝的治疗（对症支持）

四、如何预防甲肝？

1. 控制传染源。

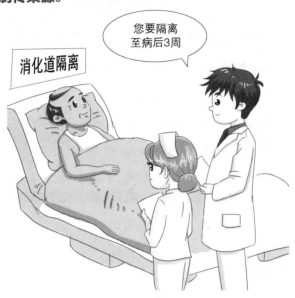

控制传染源

2. 切断传播途径。

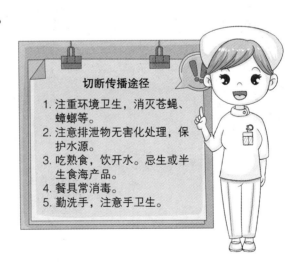

3. 保护易感人群

（1）主动免疫。

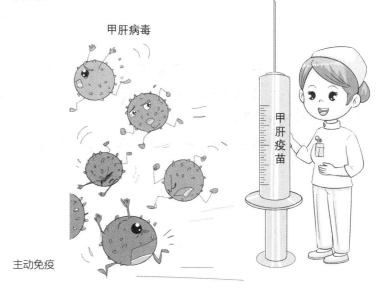

甲肝病毒

主动免疫

（2）被动免疫： 接触
明确传染源后 2 周内肌内
注射甲肝免疫球蛋白。

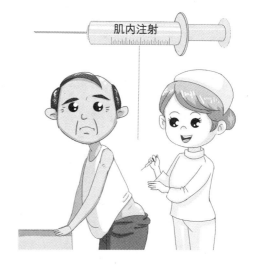

肌内注射

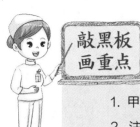

敲黑板
画重点

1. 甲肝经粪－口传播，传染性强，但可防可控。

2. 注意饮食和环境卫生，把好"病从口入"关就可以有效防范甲肝。

3. 感染甲肝莫惊慌，本病预后好且可获得持久免疫。

（侯秀凤）

第三节

伤寒、副伤寒

——炎热季节里的"寒冷"病

张某，男性，20岁，在外吃路边摊后出现发热6天，体温逐渐上升达39.6℃，伴食欲差、恶心、间断呕吐；腹泻4天，大便每天5~6次，为稀水样便偶有黏液，右下腹隐痛；精神萎靡反应迟钝来医院就诊，体检：肝脏肋下2cm，脾脏肋下1cm，前胸可见散在4~5颗压之褪色的淡红色斑丘疹。血液检查：血常规示白细胞未见升高，中性粒细胞1.45×10^9/L；血培养需氧瓶23小时报警：伤寒沙门菌阳性；肥达反应1：160。大便常规：见少许白细胞及脓细胞。诊断为：伤寒。

这是什么病？为啥这么厉害？

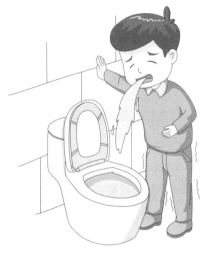

高热、呕吐、腹泻

什么是伤寒、副伤寒？

伤寒是由伤寒杆菌引起的急性肠道传染病，以儿童及青壮年多见，肠出血和肠穿孔为其主要严重并发症。

副伤寒，包括副伤寒甲、乙、丙，流行病学特点、病理变化及治疗与伤寒相似。但以儿童多见，预后较伤寒好。

一、伤寒和副伤寒是怎么发生的？

1. 传染源 患者和带菌者。

2. 传播途径 通过粪－口途径传播。

（1）**消化道传播：**进食被伤寒杆菌污染的水或食物。

（2）**生活接触传播：**接触患者或带菌者及被其污染过的生活用品。

（3）**苍蝇和蟑螂传播：**接触带菌苍蝇和／或蟑螂或被其污染过的水、食物等。

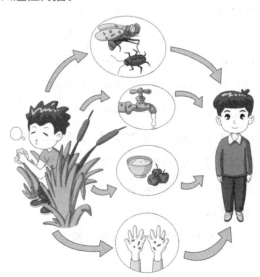

伤寒和副伤寒的传播途径

3. 易感人群 人群普遍易感，伤寒病后产生的获得性免疫并不能绝对防止复发和再感染。

4. 流行特征 水污染是本病传播的重要途径，亦是暴发流行的主要原因。

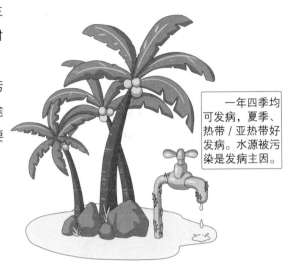

一年四季均可发病，夏季、热带/亚热带好发病。水源被污染是发病主因。

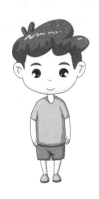

各年龄人群均可发病，其中以儿童及青壮年为主。

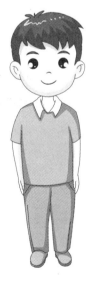

伤寒和副伤寒流行特征

二、伤寒和副伤寒常见症状有哪些？

主要表现：典型临床表现为持续高热、表情淡漠、腹部不适、肝脾大和外周血象白细胞低下，部分患者有玫瑰疹和相对缓脉。典型的伤寒自然病程为时约 4 周。

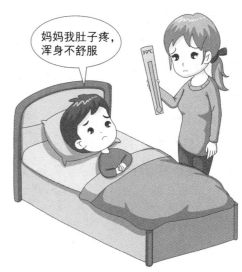

妈妈我肚子疼，浑身不舒服

伤寒和副伤寒初期表现

1. 初期 相当于病程第 1 周，发热是最早出现的症状，体温呈阶梯形上升，病情逐渐加重。

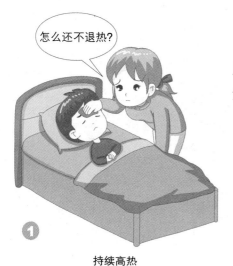

怎么还不退热？

持续高热

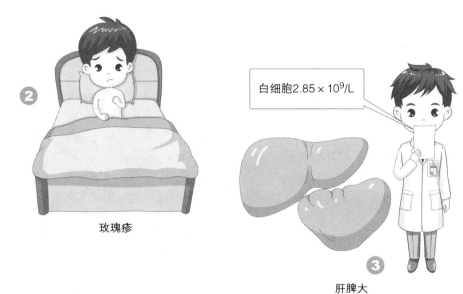

玫瑰疹

白细胞2.85×10^9/L

肝脾大

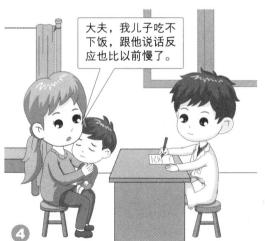

大夫，我儿子吃不
下饭，跟他说话反
应也比以前慢了。

食欲缺乏，精神恍惚

极期典型临床表现

2. 极期 相当于病程第 2~3 周，出现上述典型临床表现。

3. 缓解期 相当于病程第 3~4 周，各种症状逐步缓解。但本期内有发生肠出血或肠穿孔的危险，需特别提高警惕。

4. 恢复期 相当于病程第 4 周末开始，一般在 1 个月左右完全恢复健康。

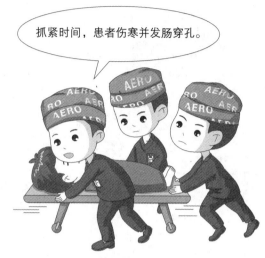

抓紧时间，患者伤寒并发肠穿孔。

肠出血、肠穿孔

三、如何检查出得病？

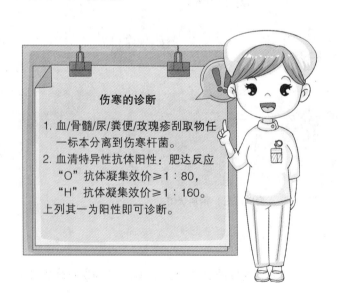

伤寒的诊断

1. 血/骨髓/尿/粪便/玫瑰疹刮取物任一标本分离到伤寒杆菌。
2. 血清特异性抗体阳性：肥达反应"O"抗体凝集效价≥1：80，"H"抗体凝集效价≥1：160。上列其一为阳性即可诊断。

四、得了伤寒或副伤寒怎么办？

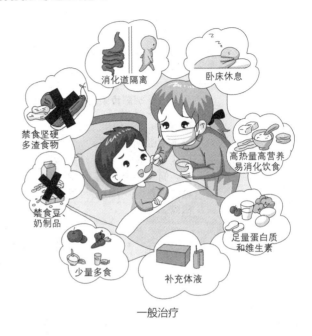

消化道隔离

卧床休息

禁食坚硬
多渣食物

高热量高营养
易消化饮食

禁食豆、
奶制品

足量蛋白质
和维生素

少量多食

补充体液

一般治疗

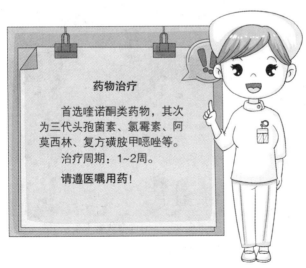

药物治疗

首选喹诺酮类药物，其次
为三代头孢菌素、氯霉素、阿
莫西林、复方磺胺甲噁唑等。
治疗周期：1~2周。

请遵医嘱用药！

五、伤寒和副伤寒如何预防？

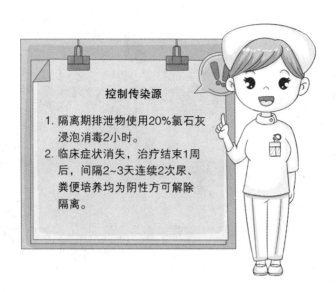

控制传染源

1. 隔离期排泄物使用20%氯石灰浸泡消毒2小时。
2. 临床症状消失，治疗结束1周后，间隔2~3天连续2次尿、粪便培养均为阴性方可解除隔离。

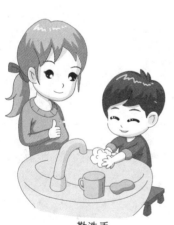

勤洗手

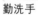

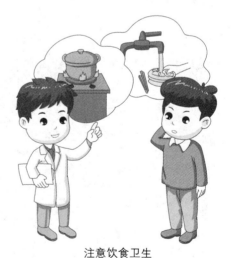

注意饮食卫生

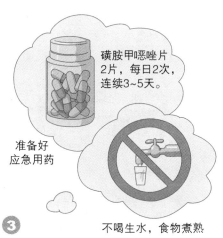

磺胺甲噁唑片
2片，每日2次，
连续3~5天。

准备好
应急用药

3 不喝生水，食物煮熟

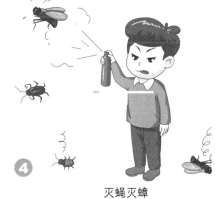

切断传播途径

4 灭蝇灭蟑

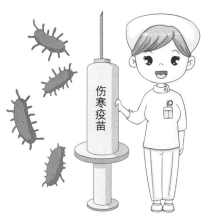

保护易感人群，注射伤寒疫苗

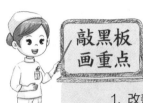

1. 改善饮食饮水卫生是预防伤寒及副伤寒的重要环节。

2. 注意手卫生，饭前便后洗手。

3. 改善环境卫生，消灭苍蝇及蟑螂。

4. 患者注意饮食高热量、高营养、高维生素、易消化。消化道症状明显时忌食豆、奶等易产气食品。缓解期忌食坚硬多渣食物，以免发生肠穿孔及肠出血等并发症。

（侯秀凤）

第三章

经虫媒传播的疾病

第一节
蜱虫感染
——小蜱虫，咬你没商量

小李是一名植物学研究生，今年夏天曾随导师进入森林考察当地的植物分布。当天回驻地洗澡时发现右前臂有结节，不痛不痒，未予重视。2天后发现该结节逐渐增大，颜色发黑且结节周围的皮肤出现类似过敏的红斑。小李马上就诊当地医院，有经验的大夫马上诊断是蜱虫叮咬导致的局部炎症反应，并很快用专业手法帮小李取下虫子。

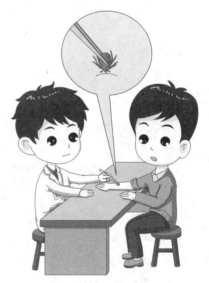

蜱虫叮咬

协和护士 小课堂

何为蜱虫❓

蜱虫在生活中也被常称为草扒子、牛虱、草蜱虫等。以寄生的方式生存，栖息于草地、树林等自然环境中，能够吸附于动物皮毛、人体皮肤裸露位置，通过吸食血液进行生长。可携带多种有害细菌病毒，通过蜱媒传播如森林脑炎、莱姆病、Q热等多种疾病。如未及时就医治疗甚至会导致患者死亡。

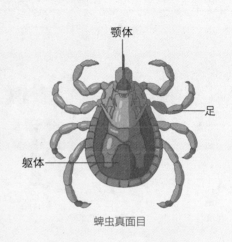

蜱虫真面目

一、蜱虫叮咬是怎么发生的？

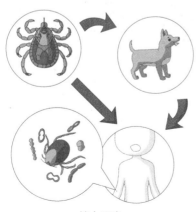

蜱虫叮咬

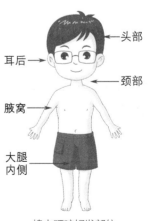

蜱虫叮咬好发部位

二、蜱虫叮咬后的症状

1. 蜱虫叮咬后自身变化。

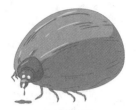

吸血前的蜱虫　　吸血后的蜱虫

蜱虫吸血后变化

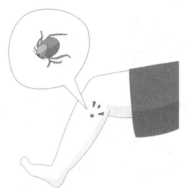

蜱虫叮咬后局部皮肤变化

2. 蜱虫叮咬后局部皮肤变化
可引起过敏，水肿、伤口溃疡或炎症反应引起继发感染。

3. 蜱虫叮咬后的全身危害
最常见的是森林脑炎和莱姆病。

吸血不是最可怕的，可怕的是它会传播疾病。蜱虫的唾液里含有麻醉剂成分，在吸血时会注入宿主皮肤内，唾液中还携带病毒细菌。

作战前要先麻痹敌人！

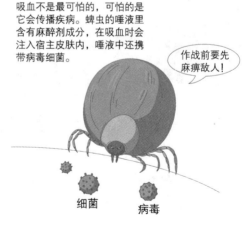

细菌　　病毒

蜱虫叮咬后的全身危害

（1）森林脑炎：通常称为蜱传脑炎，主要由全沟硬蜱携带的森林脑炎病毒引发。

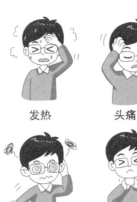

发热　　　　头痛　　　　恶心、呕吐

神志不清、眩晕　　颈项强直　　全身酸痛

随着病症发展，患者还会出现颈部、肩部、上肢肌肉瘫痪障碍等。

森林脑炎

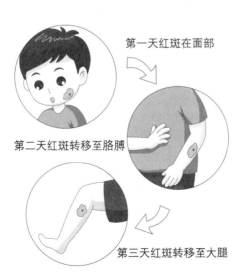

第一天红斑在面部

第二天红斑转移至胳膊

第三天红斑转移至大腿

（2）莱姆病：由伯氏疏螺旋体引起，主要影响皮肤、神经系统、心脏和关节。慢性游走性红斑是其早期特征性表现。

莱姆病游走性红斑（示意图）

三、蜱虫叮咬后怎么办？

蜱虫叮咬后，建议立即医院急诊就诊，个人可先实施如下操作：

被叮咬后处理

一旦发现有蜱已叮咬皮肤，可用酒精涂在蜱身上，使蜱头部放松或死亡。

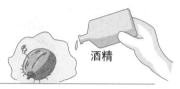

酒精

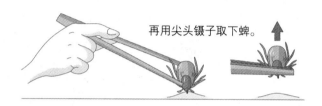

再用尖头镊子取下蜱。

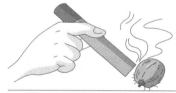

或用烟头、香头轻轻烫蜱露在体外的部分，使其头部自行慢慢退出。

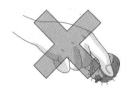

不要生拉硬拽，以免拽伤皮肤，或将蜱的头部留在皮肤内。

蜱虫叮咬后的处理

四、如何预防蜱虫叮咬？

1. 户外活动个人防护。

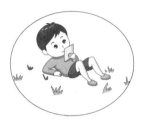

尽量避免在草地、树林等环境中长时间坐卧

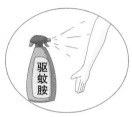

暴露的皮肤喷涂驱避剂，如避蚊胺等

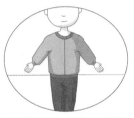

穿着紧口、浅色、光滑的长袖衣服、不穿凉鞋

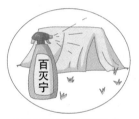

衣服和帐篷等露营装备用杀虫剂浸泡

户外活动个人防护

2. 环境预防
蜱类栖息及越冬场所可喷洒马拉硫磷、杀螟硫磷等。林区用六六六烟雾剂收效良好。

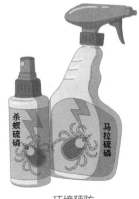

环境预防

3. 宠物预防 定期检查毛皮、眼耳、四肢等重点部位，定期给宠物（主要是经常室外活动的宠物）药浴。

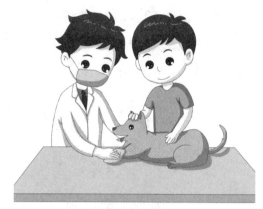

给宠物定期做检查

1. 蜱虫叮咬入体后切勿生拉硬扯，请尽快找专业机构取出。虫体取出后需仔细检查确保头部一并取出。

2. 野外活动时着"五紧"衣裤，即领口、袖口、裤腿口均紧闭。裸露皮肤涂抹防蜱虫药物。

3. 蜱虫叮咬后的一段时期内，保持对身体特征的关注，如出现身体不适，要及时进行检查并告知医生蜱虫叮咬经历。

（侯秀凤）

第二节
疟疾
——小蚊子的大动作

故事情境

　　近日王先生出现流鼻涕，畏寒、反复高热等症状。因可自行退热，仗着年轻力壮未曾在意。但症状逐渐加重，出现头痛、呕吐、乏力等表现，于是在家人陪同下前往医院就诊。医生了解到：爱好野外探险的王先生3周前曾前往云南热带雨林游玩，期间曾被蚊子叮咬。结合流行病学史、发热特点及伴随症状，医生在王先生外周血涂片中发现了疟原虫，从而确诊王先生患了疟疾。

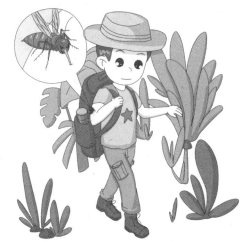

蚊子叮咬

什么是疟疾？

　　疟疾是由疟原虫所引起以蚊子（雌性按蚊）为传播媒介的传染病。临床以间歇性寒战、高热、出汗和肝脾大及贫血为特征。分为间日疟、三日疟、恶性疟及卵形疟四种。

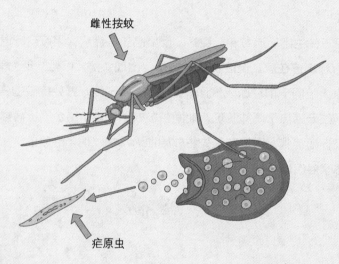

雌性按蚊

疟原虫

疟原虫

一、疟疾是怎么发生的?

1. 传染源　是疟疾患者及无症状的带虫者。

2. 传播途径。

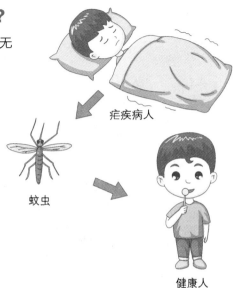

疟疾病人

蚊虫

健康人

疟疾的传播途径

3. 易感人群　婴幼儿及儿童普遍易感。

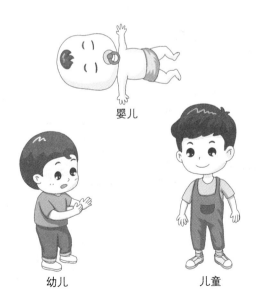

婴儿

幼儿

儿童

4. 流行特点 是全球分布，以热带或亚热带中经济欠发达、卫生条件较差的国家为主。

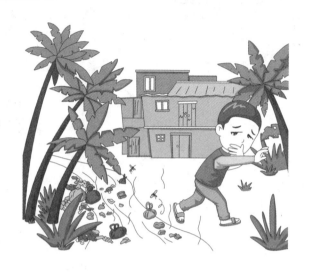

二、疟疾的症状有哪些？

1. 潜伏期。

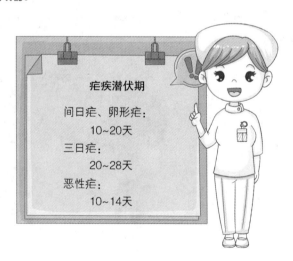

2. 典型症状。

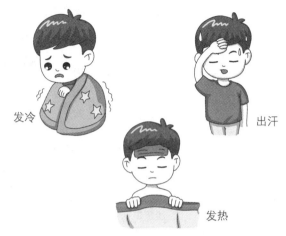

发冷

出汗

发热

典型症状：发冷—发热—出汗
周期性发作，常误认为是感冒。

疟疾典型症状

3. 其他特征表现。

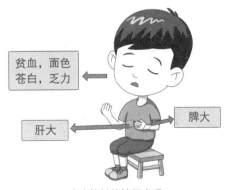

贫血，面色
苍白，乏力

肝大

脾大

疟疾的其他特征表现

三、得了疟疾怎么办？

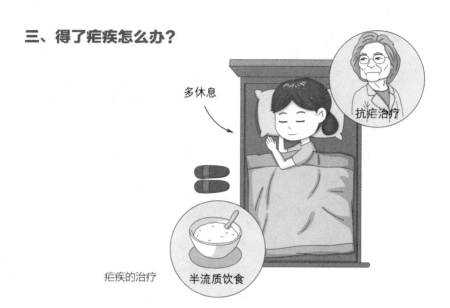

多休息

抗疟治疗

疟疾的治疗

半流质饮食

四、如何预防疟疾？

1. 灭蚊。

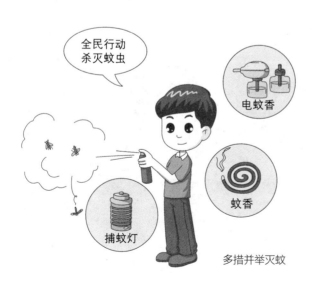

全民行动
杀灭蚊虫

电蚊香

蚊香

捕蚊灯

多措并举灭蚊

2. 防蚊驱蚊。

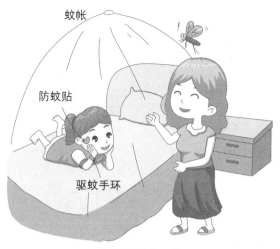

蚊帐

防蚊贴

驱蚊手环

多措并举防蚊驱蚊

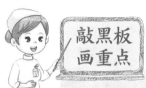

敲黑板
画重点

　　1. 记住疟疾典型症状：发冷－发热－发汗。一旦规律出现请尽快就医。

　　2. 注意居所环境卫生，远离水源，尤其是死水。

　　3. 中高度传播区域的婴幼儿及儿童可遵医嘱预防性用药。

　　4. 多措并举灭蚊防蚊驱蚊是防疟的主要环节。

　　5. 疫区户外活动时穿长袖衣裤戴帽子，尽量减少皮肤暴露。

（侯秀凤）

经接触传播的疾病

第一节
红眼病
——"看一眼"就会得红眼病吗？

一位 4 岁的小患者，因妈妈发现其眼睛红肿、流泪伴睁眼困难在门诊就诊后诊断为"红眼病"，通过一系列的治疗及护理，患儿的病情逐渐好转。但是一直照顾患儿的妈妈及奶奶也先后出现眼部异物感、烧灼感、眼红和流泪等症状，在及时给予药物治疗后得到控制。

家属不禁疑惑，难道看了孩子的眼睛真的会得红眼病吗？红眼病到底会不会传染？

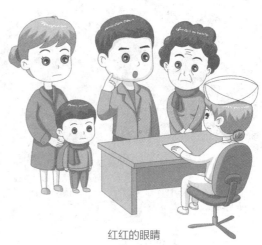

红红的眼睛

什么是红眼病？

　　"红眼病"是急性出血性结膜炎的俗称，又称"急性卡他性结膜炎"，是由细菌或病毒引起的急性传染性眼病，其主要特征为结膜明显充血，脓性或黏液脓性分泌物，有自愈倾向，其流行程度和危害性以病毒性结膜炎为重。

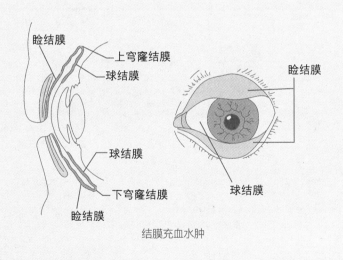

睑结膜　上穹窿结膜　球结膜　球结膜　下穹窿结膜　睑结膜　睑结膜　球结膜

结膜充血水肿

一、什么原因导致红眼病发生？

可由不同病因引起，大致可以归纳为以下三种：

1. 细菌感染所致，常见的有肺炎双球菌、金黄色葡萄球菌、流感嗜血杆菌等。

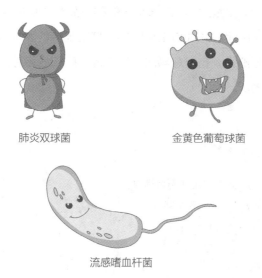

肺炎双球菌　　　　　　　金黄色葡萄球菌

流感嗜血杆菌

2. 病毒感染所致，如单纯疱疹病毒等。

3. 因眼干燥症、长期服用类固醇皮质激素等情况者眼部免疫防御能力降低，易受感染。

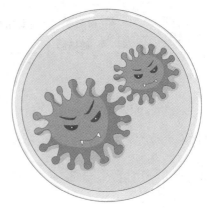

单纯疱疹病毒

二、红眼病的症状主要有哪些？

1. 眼睛充血、发红。

2. 眼睛出现分泌物，分泌物黏稠时，患者早上醒来会感觉睁不开眼。严重时结膜表面会出现一层灰白色或黄色的膜。

3. 患者会感觉眼睛疼痛、瘙痒或有异物感。

4. 还会出现畏光流泪的症状。

5. 少数患者可出现头痛、发热、视物模糊等症状。

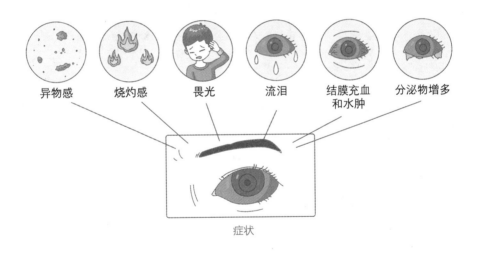

异物感　　烧灼感　　畏光　　流泪　　结膜充血和水肿　　分泌物增多

症状

三、看一眼红眼病就会传染吗？

1. 红眼病主要为直接接触和间接接触传播（接触患者的生活用具），包括接触被污染的手部和污染物。例如与红眼病患者有过近距离的身体接触，或者接触患者用过的毛巾、手帕、洗脸用具、电子游戏机、电脑的键盘等，或到患者接触过的泳池、浴池等地方游泳等。因此，与患者对视并不会传染红眼病。

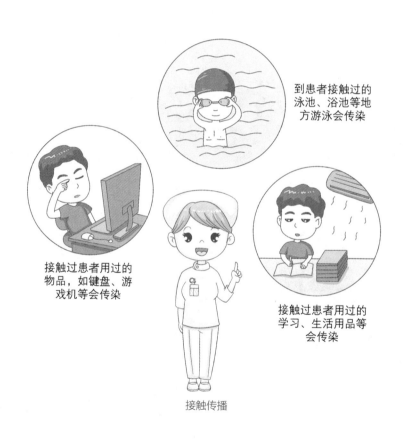

到患者接触过的泳池、浴池等地方游泳会传染

接触过患者用过的物品，如键盘、游戏机等会传染

接触过患者用过的学习、生活用品等会传染

接触传播

2. 夏季因为天气炎热、湿度大，非常容易滋生细菌，是红眼病的高发期。从几个月的婴儿至八九十岁的老人都可能发病，一般在数小时至 24 小时内发病，发病后持续 2 周具有较强传染性。

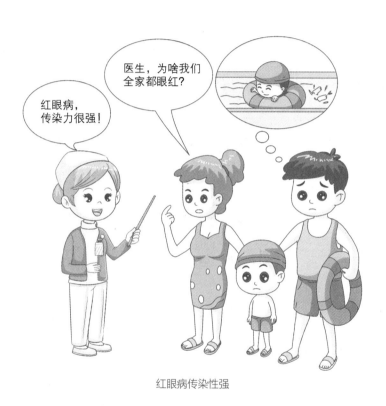

红眼病传染性强

四、得了红眼病怎么办？

1. 就医 一旦出现以下症状应及时就医，绝大多数患者及时治疗后可痊愈：

眼睛发红

眼睛出现大量黄色或绿色分泌物

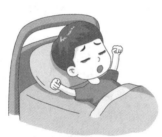

晨起时眼睑黏在一起而难以睁开眼

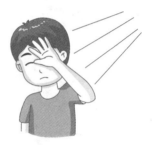

畏光，遇明亮光线时眼睛疼痛严重

出现这些症状需及时就医

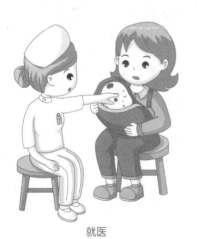

就医

如果新生儿出现上述症状，请立即就医，以免对孩子的视力造成永久性伤害。

2. 治疗 以局部给药为主，常用各种抗生素及磺胺眼药水，睡前可用抗生素眼药膏。对分泌物多的可用无刺激的冲洗剂，常用有生理盐水及硼酸水等。必要时可以全身用药，但不要包扎患眼，可佩戴太阳镜减少光线刺激。

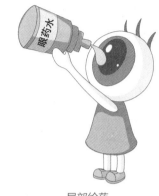

局部给药

3. 日常生活管理 严格注意个人卫生，单眼感染时防止另外一只眼感染。注意病情监测，防止复发。保持良好的生活习惯和饮食习惯，出现复发症状时及时复诊。

（1）勤洗手，不要用手揉患眼。

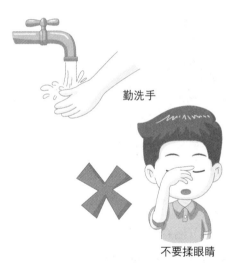

勤洗手

不要揉眼睛

勤洗手，不要揉眼睛

（2）保证充足睡眠，让眼睛得到充分的休息。

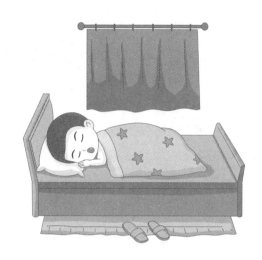

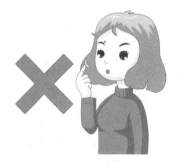

（3）避免佩戴角膜接触镜（隐形眼镜）。

（4）治疗期间避免眼部化妆，尤其要避免眼妆散粉掉入患眼。

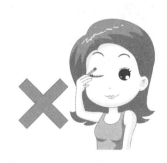

（5）不要与其他人共用
毛巾、浴巾等，避免交叉感染。

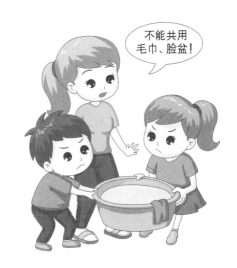

不能共用
毛巾、脸盆！

（6）饮食宜清淡、易消
化，多吃新鲜蔬菜水果，禁烟
酒，忌食辛辣、油腻食物。

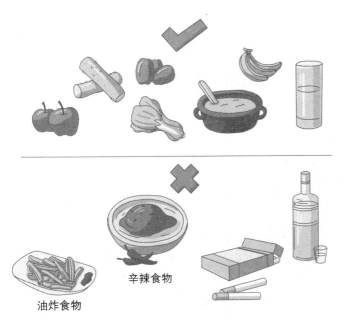

辛辣食物

油炸食物

（7）严格按照医嘱规律
用药，不要自行停药。

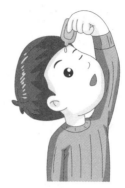

规律用药

五、如何预防红眼病？

1. 严格注意个人卫生、集体卫生。提倡勤洗手、洗脸，不共用毛巾，不用手或衣物擦拭眼部。游泳时要戴防水眼镜，浴室洗澡时最好自带浴具。

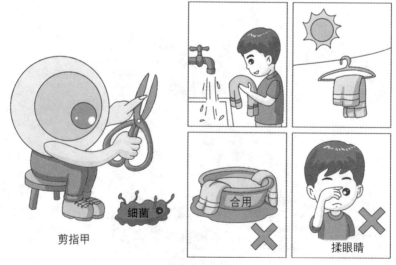

剪指甲　细菌

合用　×　揉眼睛　×

注意个人卫生

2. 急性期患者应隔离，防止交叉流行。单眼患病时应防止另一只眼感染。

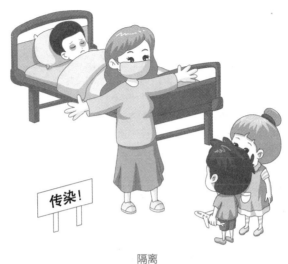

隔离

3. 严格消毒患者用过的洗脸用具、毛巾及手帕等。

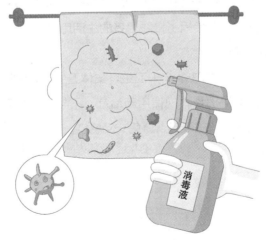

消毒患者用物

4. 接触患者之后必须洗手消毒，以防交叉感染。

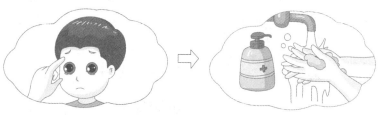

洗手消毒

敲黑板
画重点

　　1. 红眼病是由细菌或病毒引起的急性传染性眼病，主要表现为结膜明显充血，脓性或黏液脓性分泌物多，可反复感染。

　　2. 与患者对视并不会传染红眼病，传播方式为直接接触和间接接触传播（接触患者的生活用具），包括接触被污染的手部和污染物。

　　3. 要严格注意个人卫生、集体卫生，急性期患者要隔离，用物需消毒，规律用药治疗，不与患者共用毛巾，不用手或衣物擦拭眼部，避免交叉感染。

（朱宏伟　王英杰　赖小星）

第二节
足癣
——为什么家里人都有"脚气"？

　　这几天，张先生的脚上起了红斑、水疱，还特别痒。到医院一看，医生说是足癣，也就是老百姓说的"脚气"。张先生很疑惑，自己平时挺注意的，怎么也得了"脚气"了？是不是家里爸爸给传染的？怎么传的？经过护士的宣教，终于搞清楚，原来是和爸爸共用了指甲刀传染上的。

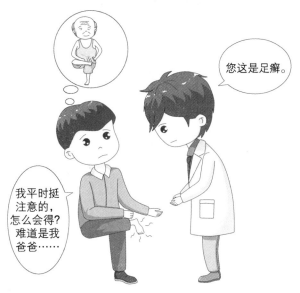

您这是足癣。

我平时挺注意的，怎么会得？难道是我爸爸……

我怎么也得了"脚气"

协和护士 小课堂

什么是足癣?

足癣俗称"脚气",是最常见的皮肤癣菌感染,常伴有甲癣、股癣或手癣。是由致病性皮肤丝状真菌在足部引起的皮肤病,在我国南方常见。足癣具有传染性,可通过共用鞋、袜、毛巾、盆、浴缸等途径传播给他人,也可自体传染为体癣、股癣、手癣、甲癣等。

一、足癣是怎么发生的?

1. 常见病因有红色毛癣菌、指(趾)间毛癣菌,普遍存在于潮湿环境:更衣室、浴室地面、泳池等。

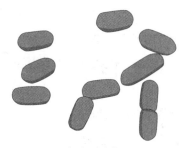

红色毛癣菌

2. 皮肤癣菌(毛癣菌)通过代谢分解皮肤、毛发和指/趾甲中的角蛋白生存。

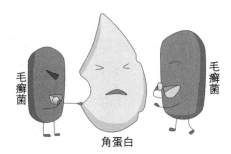

毛癣菌　　角蛋白　　毛癣菌

毛癣菌如何生存

第四章　经接触传播的疾病

3. 感染通常由直接接触致病真菌所致，例如赤足在更衣室或泳池行走；可以来自其他感染者或受感染的猫狗；也可以通过直接或间接接触传播给自身的其他部位。

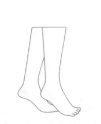

赤足在更衣室或浴室

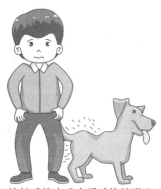

接触感染者或者受感染的猫狗

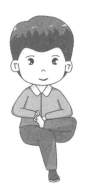

抓挠传染到其他部位

传播途径

4. 足癣常见于成人和青少年（特别是年轻男性），极少发生在青春期前。

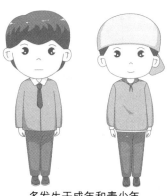

多发生于成年和青少年

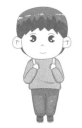

青春期前极少发生

足癣也有特定人群

5. 皮肤癣菌感染后
会出现。

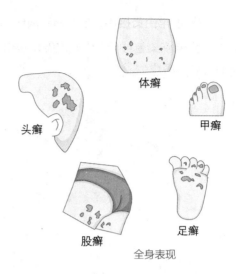

体癣

头癣

甲癣

股癣

足癣

全身表现

6. 足癣的易感因素。

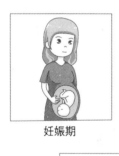

妊娠期

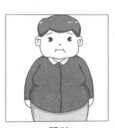

肥胖

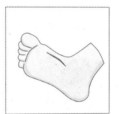

足部外伤

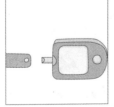

糖尿病

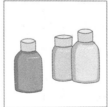

滥用抗生素

这些因素
都会增加足癣的
易感性。

足癣的易感因素

二、足癣的症状有哪些

足癣有三种主要的临床类型：

1. 趾间型足癣　好发于第 3~4 趾间的瘙痒性红斑、糜烂或鳞屑，有趾间裂隙疼痛。

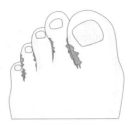

趾间型足癣

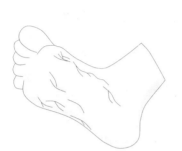

角化过度型（即平底鞋型）足癣

2. 角化过度型（即平底鞋型）足癣　足底和足内外侧面有弥漫性角化过度性皮损，类似穿"平底鞋"的覆盖范围。

3. 水疱大疱型（炎症型）足癣足内侧有红斑、水疱伴瘙痒，有疼痛。

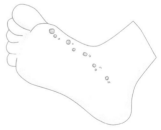

水疱大疱型（炎症型）足癣

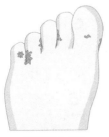

足癣继发感染

4. 如继发细菌感染，足癣可表现为趾间糜烂和溃疡（溃疡型足癣）。

三、得了足癣怎么办

1. 治疗原则是缓解症状、防止继发感染，限制感染播散。

2. 足癣的治疗首选杀灭真菌的外用药膏进行局部治疗。一般一日1~2次，持续4周。

3. 角化过度型足癣患者要联合使用角质剥脱剂如水杨酸。有水疱或浸渍的患者，使用3%硼酸溶液湿敷，或在趾间放置纱布。

4. 如果伴有细菌感染，可以用1∶5 000高锰酸钾溶液浸泡。

四、如何预防足癣

1. 每天清洗足部，勤换袜子、鞋垫，鞋放在通风的位置。

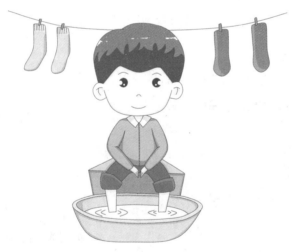

勤洗脚、勤换袜

2. 保持足部的干燥　尽量不穿胶鞋、运动鞋、尼龙袜，以免造成足部潮湿多汗，脚臭加剧，诱发"脚气"的发生。足部汗多时可以适当使用滑石粉吸湿。

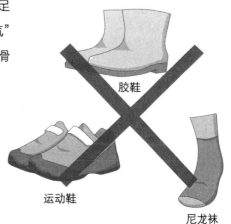

胶鞋

运动鞋

尼龙袜

选择透气的鞋袜

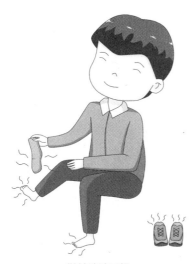

鞋袜清洁干燥

3. 保持鞋袜的干燥　晚上将鞋放在通风处，也可将无水明矾或无水氯化钙等用纱布包好，放在鞋内吸潮。袜子要翻过来清洗内面，并用衣物消毒液消毒，内面朝外暴晒。

4. 注意公共卫生　去公共浴室、游泳馆，穿自己的拖鞋，勿与他人公用浴巾、毛巾、鞋、袜子、脚盆等。

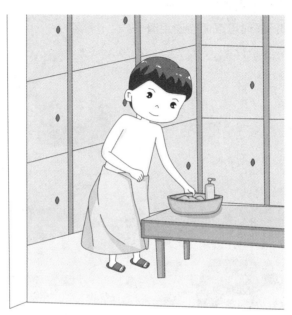

公共场所讲卫生

5. 情绪激动容易引发多汗，加重脚臭，诱发本病。

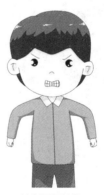

控制易怒情绪

6. 足癣容易复发，需要坚持治疗。

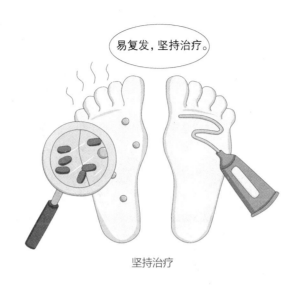

易复发，坚持治疗。

坚持治疗

7. 避免因搔抓感染部位而传播给自身其他部位或他人，患者单独使用剪指甲刀、毛巾、拖鞋，袜子、内裤单独清洗，上药前后清洗双手。

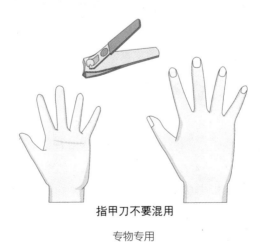

指甲刀不要混用

专物专用

8. 喜欢健身的人除了不与他人共用浴巾、服装、鞋、运动装备外，出汗后及时洗澡，并充分擦干身体，更换干净衣服。

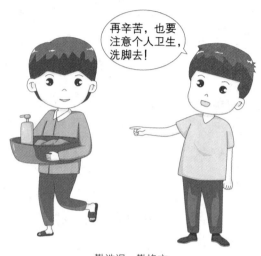

勤洗澡，勤换衣

9. 家有宠物的定期给宠物做检查，如果宠物有真菌感染，在治疗期间避免传播给主人。

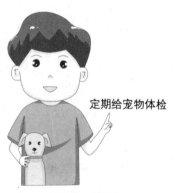

养宠物，讲卫生

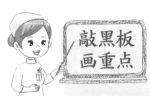

敲黑板
画重点

　　足癣是一种慢性、反复发作性的皮肤病，常伴有甲癣、股癣。虽然不危及生命，但发作起来影响生活。治疗足癣贵在坚持。足癣通过接触传播给自己和他人。

（余梦清）

第三节
病毒性肝炎（乙型、丙型）
——"肝"与"血"的交融

第四章 经接触传播的疾病

故事情境

一位大叔，因术前常规检查发现乙型肝炎大三阳，随后检测到肝功能异常，中度肝硬化，诊为乙型病毒性肝炎，医嘱抗病毒治疗。随后对其近亲属进行筛查，结果其母亲和小女儿均显示乙型肝炎病毒阳性，但他们的肝功能都正常，诊为乙型肝炎病毒携带者，医嘱门诊随诊观察。

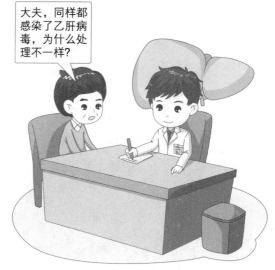

大夫，同样都感染了乙肝病毒，为什么处理不一样？

患者的疑问

协和 护士 小课堂

什么是乙型、丙型病毒性肝炎？

乙型病毒性肝炎（viral hepatitis type B）简称乙型肝炎或乙肝。是由乙型肝炎病毒（hepatitis B virus，HBV）引起的，主要通过血液途径传播的肝脏疾病。

丙型病毒性肝炎（viral hepatitis type C）简称丙型肝炎或丙肝。是丙型肝炎病毒（hepatitis C virus，HCV）引起的主要经血液途径传播的肝脏疾病。

上述两种疾病进展缓慢，易慢性化，可导致肝硬化和肝癌。

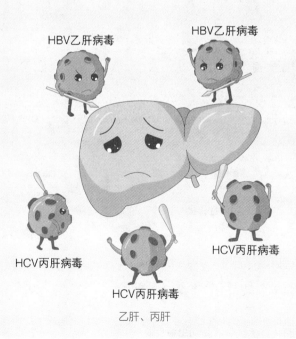

HBV乙肝病毒

HBV乙肝病毒

HCV丙肝病毒

HCV丙肝病毒

HCV丙肝病毒

乙肝、丙肝

一、乙肝、丙肝是怎么发生的？

1. 传染源

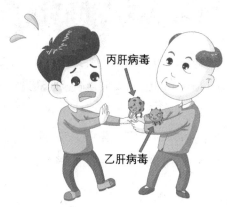

患者与携带者是传染源

（1）乙肝患者和 HBV 携带者是乙型病毒性肝炎的传染源，其中无症状的 HBV 携带者是最主要传染源。

（2）丙肝患者和 HCV 携带者是丙型病毒性肝炎的传染源，其中无症状的 HCV 携带者是最主要的传染源。

2. 传播途径

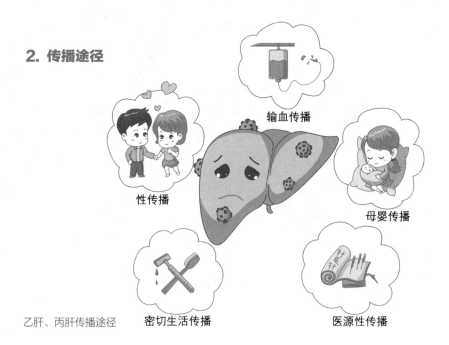

输血传播

性传播

母婴传播

密切生活传播

医源性传播

乙肝、丙肝传播途径

3. 易感人群　人群普遍易感，但以下人员高危：

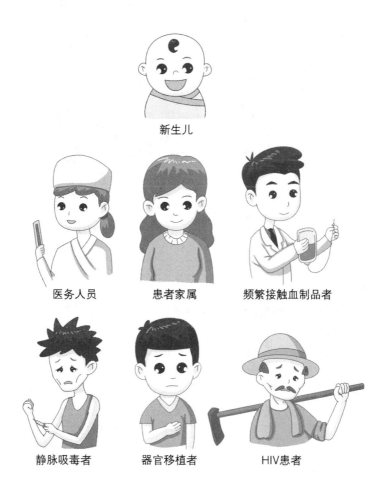

新生儿

医务人员　患者家属　频繁接触血制品者

静脉吸毒者　器官移植者　HIV患者

第三节　病毒性肝炎（乙型、丙型）——"肝"与"血"的交融

133

4. 流行特征

（1）传染性比较：相同暴露条件下，乙肝病毒的传染性强于丙肝病毒。

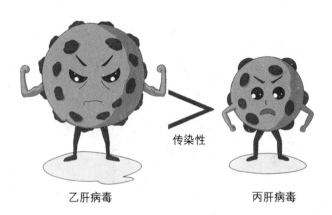

传染性

乙肝病毒　　　　　　　　　丙肝病毒

（2）乙肝五项化验结果解读，见表4-1。

表4-1　乙肝五项化验结果解读

(1) HBsAg	(2) 抗-HBs	(3) HBeAg	(4) 抗HBe	(5) 抗-HBc	
-	-	-	-	-	过去和现在均未感染HBV
-	-	-	-	+	曾感染HBV，急性感染恢复期
-	-	-	+	+	过去和现在均已感染过HBV
-	+	-	-	-	预防注射疫苗；或HBV感染已康复

(1)	(2)	(3)	(4)	(5)	
HBsAg	抗-HBs	HBeAg	抗HBe	抗-HBc	
−	+	−	+	+	既往感染;急性HBV感染恢复期
−	+	−	−	+	既往感染;急性HBV感染已恢复
+	−	−	−	+	急性HBV感染;慢性HBsAg携带者
+	−	−	+	+	急性HBV感染趋向恢复;慢性HBsAg携带者,传染性弱;长期持续易癌变,俗称"小三阳"
+	−	+	−	+	急性或慢性乙肝,传染性极强,俗称"大三阳"

（3）丙肝化验结果解读，见表4-2。

表4-2　丙肝化验结果解读

HCV抗体	HCV-RNA	意义
(−)	(−)	无HCV感染
(−)	(+)	急性HCV感染早期或假阳性或假阴性,需复查
(+)	(−)	既往感染病毒已被清除或假阳性或假阴性,需复查
(+)	(+)	现症感染,可诊断为丙型肝炎

（4）乙肝、丙肝病程演变。

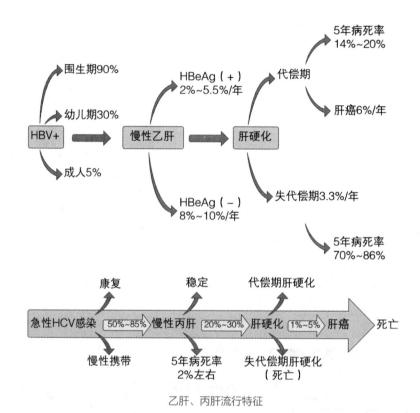

乙肝、丙肝流行特征

（5）潜伏期：乙肝潜伏期 30~160 天，平均 60~90 天；丙肝潜伏期 2~26 周，平均 50 天。如为输血感染则潜伏期缩短为 7~33 天，平均 19 天。

二、乙肝、丙肝的症状有哪些？

1. 乙肝症状

（1）急性乙型黄疸型肝炎。

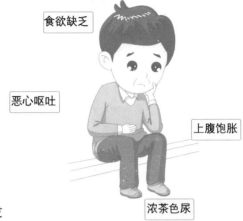

（2）急性重型乙型肝炎：发病 2 周内出现下列表现。

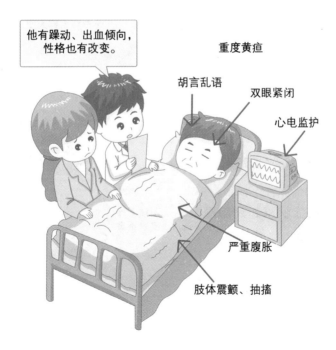

（3）亚急性重型乙型肝炎：
发病 2~8 周内出现类似急性重
型乙型肝炎表现。

（4）淤胆型乙型肝炎。

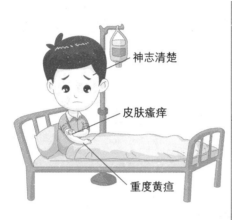

神志清楚

皮肤瘙痒

重度黄疸

浓茶色尿

白陶土样大便

（5）慢性 HBV 携带者：常
无自觉症状。

2. 丙肝症状常起病隐匿，
进展缓慢，无典型临床症状。

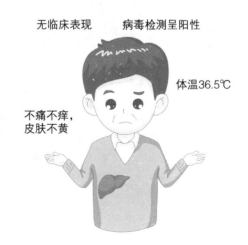

无临床表现　　病毒检测呈阳性

体温36.5℃

不痛不痒，
皮肤不黄

三、得了乙肝、丙肝怎么办？

1. 乙肝治疗

（1）急性乙肝治疗。

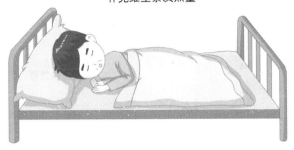

充分休息、清淡易消化饮食、
补充维生素及热量

（2）慢性乙肝治疗。

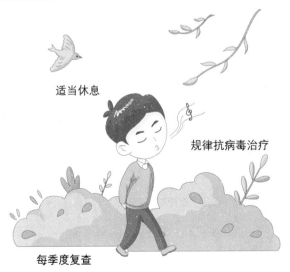

适当休息

规律抗病毒治疗

每季度复查

2. 丙肝治疗　要避免劳累；定期复查；规律抗病毒治疗。

四、如何预防乙肝、丙肝？

1. 控制乙肝、丙肝传染源。

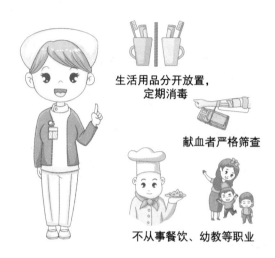

生活用品分开放置，
定期消毒

献血者严格筛查

不从事餐饮、幼教等职业

2. 切断乙肝、丙肝传播途径。

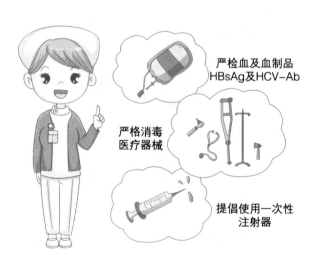

严检血及血制品
HBsAg及HCV–Ab

严格消毒
医疗器械

提倡使用一次性
注射器

3. 保护易感人群，主要针对乙肝，目前丙肝尚无有效保护措施。

（1）乙肝疫苗接种。

初次接种者遵循"0个月，1个月，6个月"时
间点连续三次，抗-HBs<10mIU/ml时需复种。

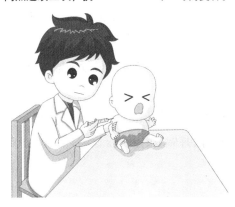

（2）乙肝暴露后预防。

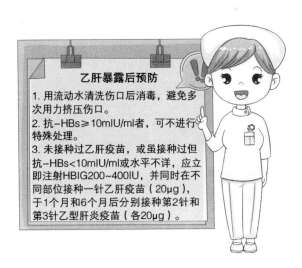

乙肝暴露后预防
1. 用流动水清洗伤口后消毒，避免多次用力挤压伤口。
2. 抗-HBs≥10mIU/ml者，可不进行特殊处理。
3. 未接种过乙肝疫苗，或虽接种过但抗-HBs<10mIU/ml或水平不详，应立即注射HBIG200~400IU，并同时在不同部位接种一针乙肝疫苗（20μg），于1个月和6个月后分别接种第2针和第3针乙型肝炎疫苗（各20μg）。

1. 保持良好的个人生活卫生习惯，按时接种乙肝疫苗才能远离乙肝、丙肝。

2. 定期体检，化验感染四项或输血八项，做到早发现早治疗。

3. 一旦发生乙肝和／或丙肝暴露一定尽快到正规医疗机构评估风险并做及时处理。

（侯秀凤）

第四节

艾滋病

——缠绵不绝的"艾"！

**故事
情境**

老宋在 62 岁这一年摊上了大事儿，发热、肚子疼、咳嗽，短短 1 个月体重下降了 4kg。胸腹 CT 发现腹腔里有散在的肿大淋巴结，肺里面也有感染，医生会诊了好几次，都很难明确病因。这时他接到了医院的电话，抽血检查结果发现艾滋病毒抗体阳性。在护士的耐心询问下，老宋才讲出来：大概 5 年前老伴去世后，为了解决生理需求，他有时出去找"乐子"但没有做安全保护的措施，自己都不知道什么时候感染的。

艾滋病是怎么能让一个人同时出现这么多不舒服症状的呢？

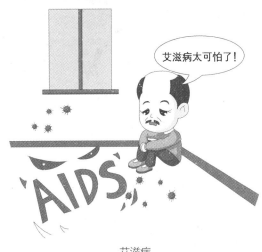

艾滋病

143

协和护士 小课堂

什么是艾滋病？

艾滋病（acquired immunodeficiency syndrome，AIDS）即获得性免疫缺陷综合征，是由人类免疫缺陷病毒（human immunodeficiency virus，HIV）感染导致的一种严重传染病。病毒特异性侵犯并毁损 $CD4^+$ T 淋巴细胞，造成机体细胞免疫功能受损。

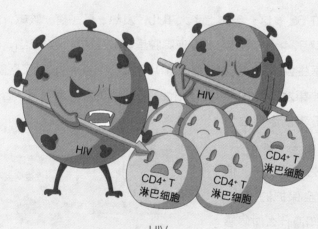

HIV

一、AIDS 是怎样发生的？

1. 传染源　无症状的 HIV 感染者及 AIDS 患者均具有传染性。

2. 传播途径。

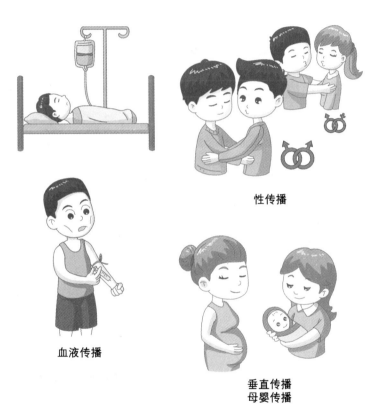

性传播

血液传播

垂直传播
母婴传播

AIDS 传播途径

3. 易感人群 人群普遍易感，但下列为高危人群。

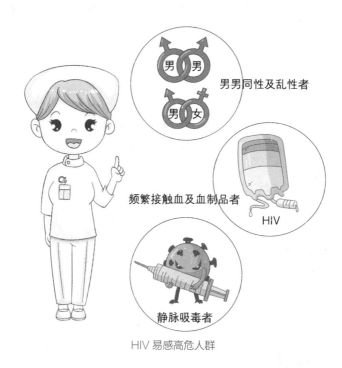

男男同性及乱性者

频繁接触血及血制品者

HiV

静脉吸毒者

HIV 易感高危人群

4. 流行特征

（1）全球男女比例接近 1∶1，流行以非洲尤其是撒哈拉以南的非洲国家最为严重。

（2）我国感染者以男性青壮年为主，男女比例约为 11∶1。

二、AIDS 有哪些症状？

1. 急性感染期。

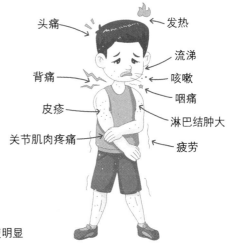

急性感染期表现

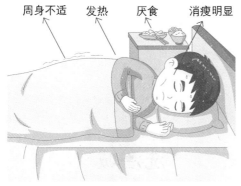

AIDS 期表现

2. 无症状期 此期除实验室结果异常无任何症状。

3. AIDS 期。

三、感染了 HIV 该怎么办？

HIV 感染患者的治疗见表 4-3。

表 4-3　HIV 感染患者的治疗

一般治疗	抗病毒治疗	免疫调节治疗	机会性感染治疗	肿瘤治疗
适当休息 高热量饮食 足量维生素	早诊断 早治疗 规律用药	以重建和增加患者免疫功能为目的	早发现,尽早实施针对性治疗	AIDS 相关肿瘤主要有非霍奇金淋巴瘤和卡波西肉瘤

四、如何预防 HIV 感染？

1. 控制传染源。

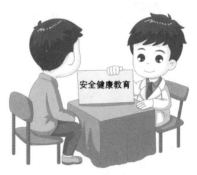

加强 HIV/AIDS 安全性行为的健康教育

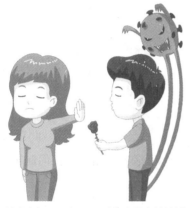

洁身自好，不与 HIV 感染者发生性接触

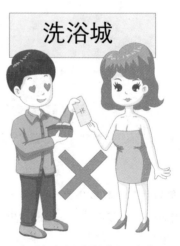

坚决打击卖淫嫖娼等丑恶行为

2. 切断传播途径。

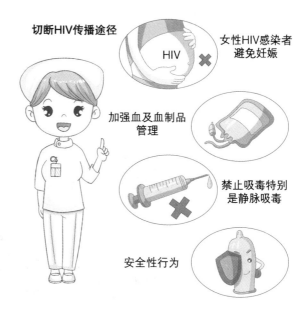

切断HIV传播途径

女性HIV感染者避免妊娠

加强血及血制品管理

禁止吸毒特别是静脉吸毒

安全性行为

3. 暴露后预防

（1）暴露后伤口处理。

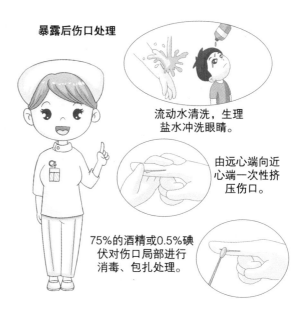

暴露后伤口处理

流动水清洗，生理盐水冲洗眼睛。

由远心端向近心端一次性挤压伤口。

75%的酒精或0.5%碘伏对伤口局部进行消毒、包扎处理。

（2）暴露后用药。

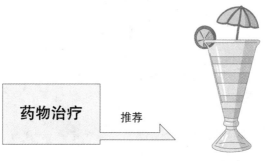

药物治疗 推荐

鸡尾酒疗法

发生HIV暴露后尽可能在最短的时间内（尽可能在2h内）进行预防性用药，最好不超过24h，用药方案的疗程为连续服用28d。

暴露后用药

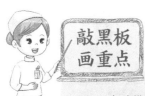

敲黑板
画重点

1. HIV 感染终末期患者才可称之为是"艾滋病患者"。

2. 下列行为是不会传染 HIV 的。

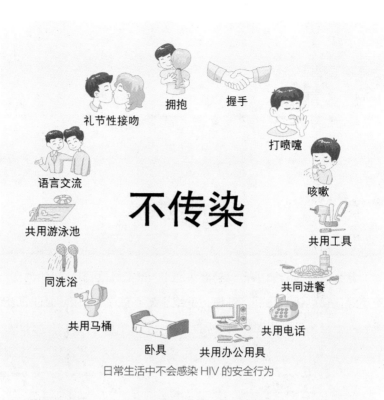

礼节性接吻　拥抱　握手　打喷嚏　咳嗽　语言交流　不传染　共用工具　共用游泳池　共同进餐　同洗浴　共用电话　共用马桶　卧具　共用办公用具

日常生活中不会感染 HIV 的安全行为

3. 远离 HIV 的最主要行为是洁身自好，远离毒品尤其是静脉毒品，避免不洁性行为。

4. 一旦发现 HIV 感染切莫惊慌，到正规医疗机构就诊并到当地疾病预防控制中心登记可享受国家免费治疗。

（宋晓璟　侯秀凤）

梅毒

——"寻花问柳"才会得花柳病？

老张这几天心事重重，老婆关心地问他怎么回事儿，他也支支吾吾说不清楚，直到手心出现了红斑，他终于坐不住了。夫妻俩到医院皮肤科门诊看病。当拿到结果时，老婆质问老张："上个月你出差去了外地，都干了什么！""应酬需要嘛。我就去了一次温泉，肯定是那里的毛巾不干净传染给我的。我发誓，别的什么都没有干！"老张解释道。"毛巾也能传染梅毒！我问问医生去！"老婆并不完全相信老张的解释。医生告诉他们："毛巾是不传染梅毒的！来听听护士老师怎么说的吧。"

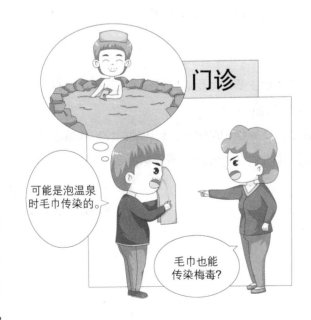

门诊

可能是泡温泉时毛巾传染的。

毛巾也能传染梅毒？

协和护士小课堂

什么是梅毒？

梅毒是由苍白螺旋体或梅毒螺旋体感染引起。梅毒螺旋体在体外血液4℃保存下只能存活48~72小时，离体后的干燥环境中1~2小时即灭活。梅毒螺旋体经过完整的黏膜或擦伤的皮肤进入人体，数小时后即侵入附近的淋巴间隙或淋巴结，并在该处繁殖，2~3天经淋巴管进入血液循环，而后播散至全身。梅毒危害大，甚至危及生命和下一代的身体健康，是我国的法定乙类传染病。

梅毒螺旋体

一、梅毒是怎么发生的？

1. 梅毒的传染方式　梅毒的传染方式有不安全性行为、血液、母婴传播三种方式。不安全性行为指有多个性伴侣或不戴安全套的性行为。血液传播是指梅毒螺旋体进入血液中造成的感染，例如共用注射器针头、医护人员发生的针刺伤、输血都会传播梅毒。母婴传播有两张方式：梅毒螺旋体通过胎盘进入胎儿体内，或者在生产的过程中，产道撕裂造成梅毒螺旋体感染胎儿的眼睛。

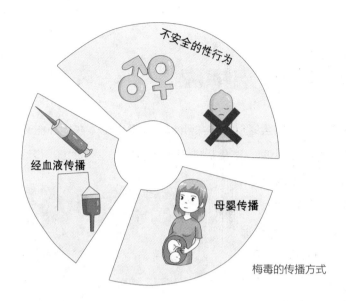

不安全的性行为

经血液传播

母婴传播

梅毒的传播方式

2. 不安全的性行为 有多个性伴侣或不戴安全套的性行为就是不安全的性行为。

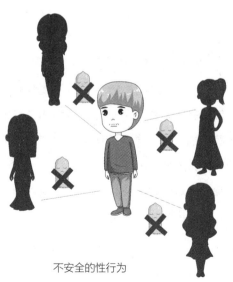

不安全的性行为

3. 梅毒传染力的强弱　传染力的强弱与患者血液中梅毒螺旋体的含量有关。患者的梅毒螺旋体含量越多，传染力越强，他人被感染的风险也很高。

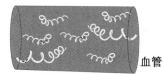

血管

梅毒含量多，传染强

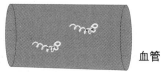

血管

梅毒含量少，传染弱

传染力强弱

二、梅毒的症状有哪些？

1. 梅毒分期　梅毒分三期，在我国，把一期、二期梅毒叫早期梅毒，一般在得病后 2 年以内，这时候传染性比较强；2 年以后转为三期梅毒，梅毒已经累及身体脏器，血液中很难检查到梅毒螺旋体，因此，三期梅毒患者不容易通过性接触传染梅毒，传染性较低，但是对身体的危害很大，而且也有可能会传染给胎儿，这时候叫晚期梅毒。

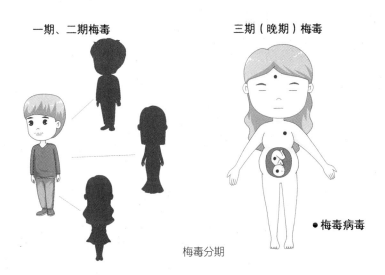

一期、二期梅毒

三期（晚期）梅毒

●梅毒病毒

梅毒分期

2. 梅毒疹临床表现 出现梅毒疹的时间因人而异。梅毒疹在临床上表现得非常多样，全身的皮肤、黏膜都有可能出现皮疹，医生很难通过皮疹来诊断梅毒。

3. 梅毒的损害 一期梅毒，常在感染2~4周后出现症状，主要表现为外生殖器部位无痛性溃疡、局部淋巴结肿大，溃疡经过一段时间可自然消失，但如果未治疗或治疗不彻底，螺旋体可进入血液循环，引起皮肤黏膜、骨骼、内脏、心血管等的损害，此时为二期梅毒，大部分二期梅毒的患者可以出现皮疹。早期梅毒未治疗，部分患者可以发生三期梅毒。

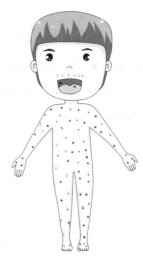

梅毒疹的临床表现

感染2~4周后，症状会自然消失

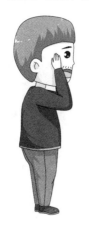

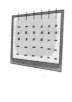

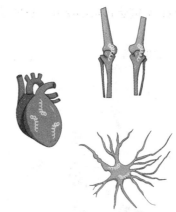

治疗不彻底，一旦侵害内脏、骨骼、血管，为梅毒二期

梅毒对人体的损害

4. 梅毒的诊断　需要化验室检查特异性抗体才能诊断。如果外阴、肛周出现皮疹了可以抽血查抗体，看看自己是否得了梅毒，如果没有出皮疹的话建议一个月后再抽血查抗体，一般 3 个月后抗体是阴性的话，基本上就没有得梅毒。

5. 隐性梅毒　许多患者感染梅毒后可以不出现临床症状，称为隐性梅毒，但却具有传染性。

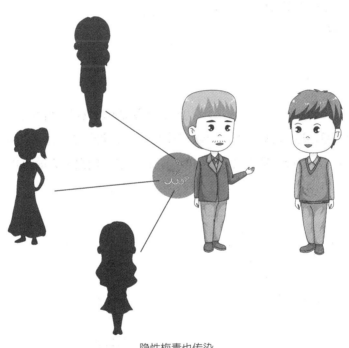

隐性梅毒也传染

三、得了梅毒怎么办？

1. 梅毒的治疗 梅毒的治疗原则是早期、足量、规律治疗。早期梅毒可以治愈，治疗越早，效果越好。性伴侣或夫妻也需要进行检查，如果是阳性，要一起治疗。首选长效青霉素治疗，每周肌内注射一次，连续治疗3周，1个月后复查。

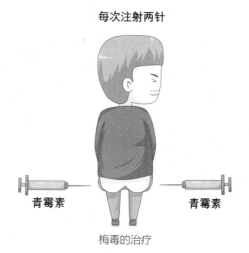

每次注射两针

青霉素　　　　　青霉素

梅毒的治疗

2. 怀孕的梅毒患者的治疗 如果梅毒患者发现已经怀孕了，应该尽早到正规医院进行正规诊治。一般只要在怀孕早期的3个月内和怀孕晚期的最后3个月进行青霉素治疗，可以阻止梅毒通过胎盘传染给胎儿。

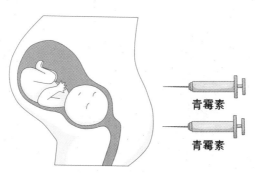

青霉素

青霉素

最佳治疗时期
孕早期（0~3个月）、孕晚期（8~10个月）

孕期的治疗

四、如何预防梅毒？

1. 安全的性行为 保持固定性伴侣，或者戴上安全套阻断梅毒螺旋体进入人体血液中的途径，能大大降低传染梅毒的风险。有些特殊部位的梅毒即使在戴安全套的时候也有可能会传染梅毒。

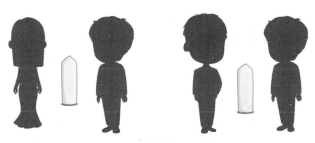

安全的性行为

2. 日常生活 日常生活中，就餐、握手、共用毛巾、马桶、游泳、洗浴一般不会传染梅毒。原则上就是梅毒螺旋体没有通过破损的黏膜进入人体血液就不会传染。但也要注意生活中的特殊现象：接吻、共用牙刷、剃须刀这种容易出现黏膜、皮肤破损的情况，会有可能得"无辜梅毒"。

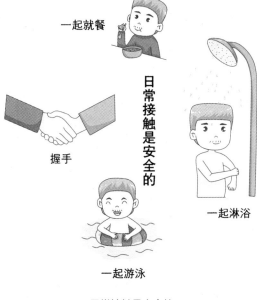

一起就餐

日常接触是安全的

握手

一起淋浴

一起游泳

日常接触是安全的

3. 孕期的预防　梅毒通过妈妈的胎盘传染给胎儿，生下的婴儿就是胎传梅毒，对胎儿的损害很大。因此，在婚前和孕前一定要做相关检查，患病期间不宜怀孕，经过治疗好转了才可怀孕。

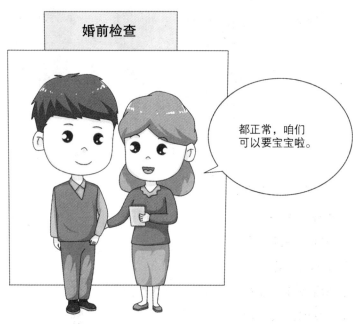

孕期的预防

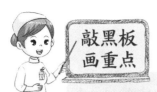

　　梅毒确实是因为"寻花问柳"才会得病的，只有直接接触了才会传染，一般不会出现间接传染。梅毒破坏性大，几乎可侵犯全身各器官。但梅毒是可以预防的，保持单一性伴侣，避免不安全性行为，正确使用质量好的安全套；提倡婚前、产前检查梅毒，发现感染及早治疗。但也不必过于焦虑，没必要在短时间内反复抽血查梅毒抗体，到正规医院正规治疗。

（余梦清）

尖锐湿疣

——洁身自好怎么也得性病？

　　病房里的一位重症患者的肛门周围出现了几个尖尖的肉刺，皮肤科医生会诊后给出的诊断是尖锐湿疣。患者非常吃惊，她住院快一个月了，根本就没有性生活，怎么会得性病呢？经过护士的健康宣教，患者终于明白了是因为自己身体抵抗力低下感染了 HPV 病毒引起的。

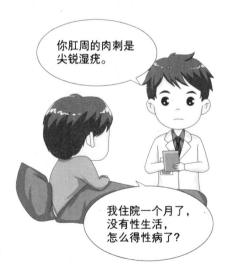

你肛周的肉刺是尖锐湿疣。

我住院一个月了，没有性生活，怎么得性病了？

没有性生活,怎么得性病?

协和护士 小课堂

什么是尖锐湿疣？

也称肛门生殖器疣，是肛门生殖器部位人乳头瘤病毒（HPV）感染的表现。尖锐湿疣表现为肛门生殖器皮肤上大小和形状不等的质软丘疹或斑块。可能伴随一些临床症状，如瘙痒、疼痛和出血。多发生于18~50岁的中青年人。大约经过半个月至8个月，平均为3个月的潜伏期后发病。此病较为常见，主要通过性接触传播。部分尖锐湿疣病例可自行消退。尖锐湿疣极少发生恶变。免疫抑制患者发生恶变的风险增加。

一、尖锐湿疣是怎么发生的？

1. 人乳头瘤病毒（HPV） HPV 是无包膜、带衣壳的小病毒，有200 多种型，可根据其组织亲嗜性细分为嗜皮肤类和嗜黏膜类。嗜皮肤类 HPV 见于跖疣、寻常疣、扁平疣和屠夫疣，嗜黏膜类 HPV 常见感染部位包括：会阴、肛周区、阴道口等。尖锐湿疣最常由 6 型和 11 型 HPV 引起。

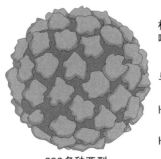

根据其组织亲嗜性细分为
嗜皮肤类和嗜黏膜类

与尖锐湿疣有关

HPV6

HPV11

200多种亚型

人乳头瘤病毒

2. 人乳头瘤病毒（HPV）
的传播方式 直接接触感染者的皮肤或黏膜后，病毒通过微小擦伤侵犯表皮基底层细胞，使接触者被感染。肛门生殖器 HPV 感染几乎都是通过性接触获得的。由于这些特定部位疣体病毒载量高，具有高度传染性。

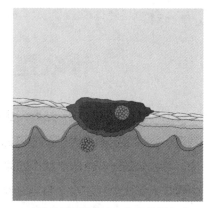

人乳头瘤病毒（HPV）的传播方式

3. 尖锐湿疣的传染方式
主要有以下几种：

（1）直接性接触传染： 这是主要的尖锐湿疣的传播途径。尖锐湿疣的病期在 3 个半月时传染性最强。

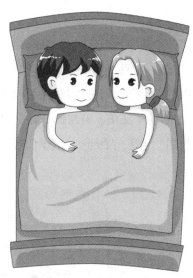

尖锐湿疣的传染方式——直接性接触传染

（2）间接物体传染：少数尖锐湿疣的患者是通过日常生活用品如内裤、浴盆、浴巾、马桶等传染。

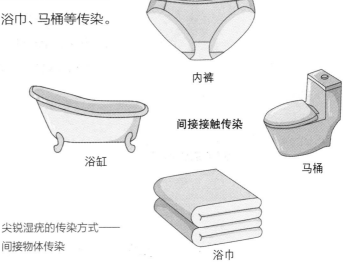

内裤

间接接触传染

浴缸

马桶

浴巾

尖锐湿疣的传染方式——
间接物体传染

（3）母婴传染：分娩过程中胎儿经过感染 HPV 的产道或在出生后与母亲密切接触而感染。

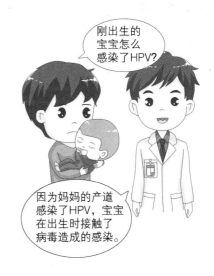

尖锐湿疣的传染方式——
母婴传染

4. 伤口传染　尖锐湿疣通过唾液传播的可能性非常小，只有在一方患有口腔尖锐湿疣，而另外一方存在口腔溃疡的情况下才可能发生传染。

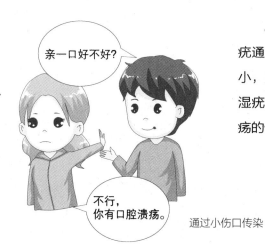

通过小伤口传染

5. 尖锐湿疣的潜伏期　一般为 3 周~8 个月，平均为 3 个月。当人体的抵抗力下降时，病毒大量繁殖，即可发病。虽然这些患者未发病，病毒潜伏于人体，它也有传染性，同样是传染源。

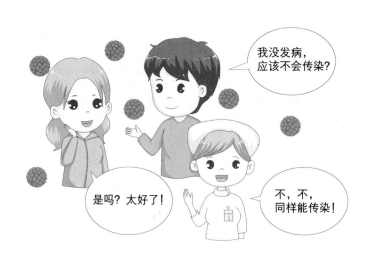

6. 其他危险因素 免疫抑制状态、吸烟、机械刺激、男性未行包皮环切。免疫抑制状态可增加尖锐湿疣恶变的风险，并可能导致尖锐湿疣更难治疗。

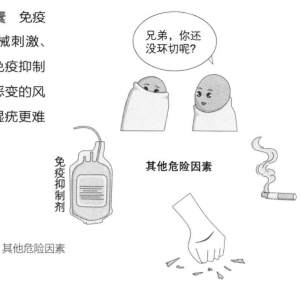

其他危险因素

二、尖锐湿疣都有哪些症状？

1. 初期为细小淡红色丘疹，逐渐增大增多，单个或群集分布，湿润柔软，呈乳头样、鸡冠状或菜花样突起，根部有蒂，易发生糜烂渗液、出血。

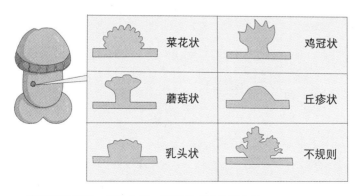

尖锐湿疣的临床表现

表面湿润柔软，呈乳头样、鸡冠状或菜花样突起，根部有蒂，易发生糜烂渗液、出血

2. 本病常无自觉症状，部分患者可出现异物感、痛、痒感或性交痛。直肠内尖锐湿疣可发生疼痛、便血、里急后重感。

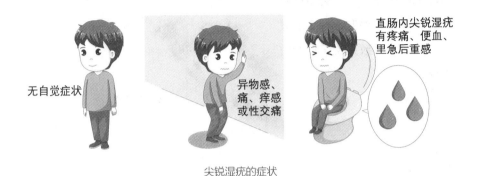

尖锐湿疣的症状

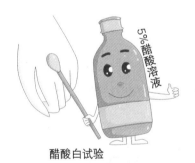

醋酸白试验

3. HPV 病毒感染后在临床上肉眼不能辨认，但以醋酸白试验（用 5% 醋酸溶液涂抹或湿敷后发现局部发白）、组织病理或核酸检测技术能够发现 HPV 感染的证据。

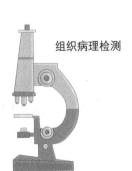

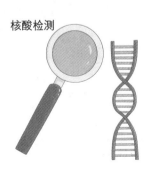

HPV 病毒的检测

三、得了尖锐湿疣怎么办？

尖锐湿疣的治疗原则是去除疣体，尽可能地消除疣体周围的亚临床感染以减少或预防复发。治疗包括冷冻治疗、手术切除、电外科手术和激光治疗。用药包括咪喹莫特、鬼臼毒素和赛儿茶素。

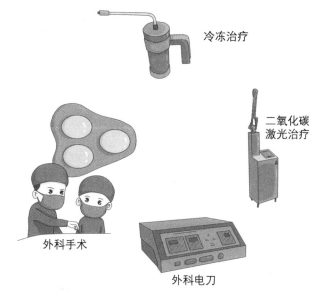

冷冻治疗

二氧化碳
激光治疗

外科手术

外科电刀

尖锐湿疣的治疗

四、如何预防尖锐湿疣？

1. 治疗期间禁止性生活，特别是创面没有完全愈合前。

2. 治疗期间由于女性患者阴道有自清的功能，所以不需要冲洗阴道，避免造成局部菌群失调。

3. 由于尖锐湿疣病毒潜伏期较长，复发率较高，一定要遵守医嘱并定期复查，以防再次感染及复发。

4. 治疗后避免不安全性行为，坚持正确使用安全套，但不能完全杜绝感染，因为避孕套未覆盖区域也可能有病毒存活。

5. 避免交叉使用浴盆、浴巾，内衣裤、毛巾单独清洗消毒。

6. 由于 HPV 可通过皮肤－皮肤接触播散，应避免使用同一张厕纸或毛巾擦拭不同的部位。

7. 发病前尽早接种抗 HPV 疫苗，可预防大多数导致生殖器疣的 HPV 的感染。

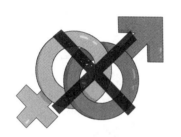

治疗期间禁止性生活

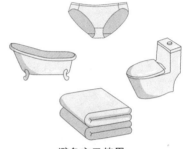

避免交叉使用

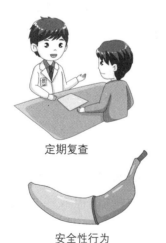

定期复查

安全性行为

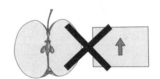

不能用一张厕纸擦外阴

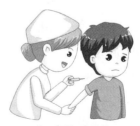

尽早接种疫苗

尖锐湿疣的预防

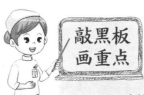

1. 尖锐湿疣的最主要传播途径是直接性接触。

2. 尖锐湿疣也可以通过间接接触传播。

3. 避免不安全性行为，坚持正确使用安全套。

4. 治疗尖锐湿疣要持之以恒。

（余梦清）

第七节
淋病
——眼睛也能得性病？

　　刚刚做了妈妈的美林这几天焦虑了：自己的宝宝看着哪里都好，就是眼睛红红的、肿肿的，还流水。医生做了化验，告诉她，孩子的眼睛淋球菌感染了。美林上网一查，淋球菌感染，不就是淋病吗！眼睛也得性病？

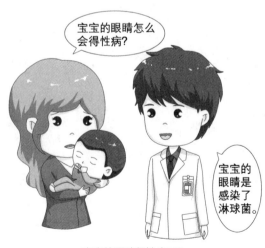

宝宝的眼睛怎么会得性病？

宝宝的眼睛是感染了淋球菌。

宝宝的眼睛得性病了？

什么是淋病？

　　淋病是指由淋病奈瑟菌引起的，主要表现是泌尿生殖系统化脓性感染的一种经典的常见性传播疾病。主要通过性接触传染，淋球菌的原发性感染部位主要为男性尿道或女性宫颈管内膜，感染可以播散至男性的附睾、睾丸及前列腺，或女性的输卵管、卵巢、腹膜、巴氏腺、尿道及直肠。人被淋球菌感染后，大部分患者出现临床症状而发病，少数不出现明显的临床症状，而可能成为传染源。淋球菌经血液传播可导致播散性淋球菌感染。咽部、直肠和眼结膜亦可作为原发性感染部位受累。

一、淋病是怎么发生的？

　　1. 淋病的病原体　是淋病奈瑟菌，又称淋病双球菌、淋球菌。人体是淋球菌的唯一天然宿主，对其他动物并不致病。

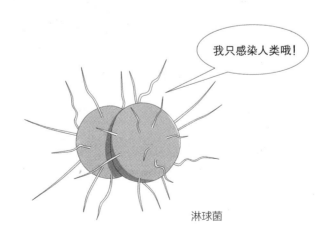

我只感染人类哦！

淋球菌

2. 淋病的传播方式

（1）性接触传染： 是主要传播方式。淋病患者是主要传染源，成人淋病几乎都是由性接触引起。

（2）间接接触传染： 很少见。接触患者使用过的未经消毒的含淋病患者分泌物的衣服、被褥、便盆等。幼女是通过与淋病母体的间接接触传染，引起急性外阴肛周炎。新生儿还可以通过淋病母亲的产道被传染，引起淋病性结膜炎。

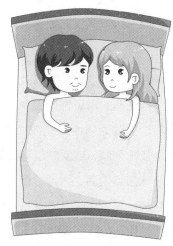

性接触传染

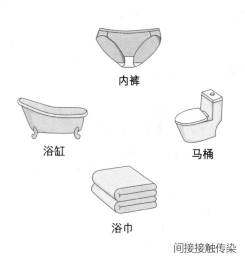

内裤

浴缸

马桶

浴巾

间接接触传染

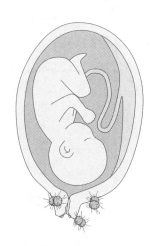

（3）易感人群： 所有人。人类对
淋球菌感染没有先天免疫性，治疗恢
复后仍可以再感染淋病。

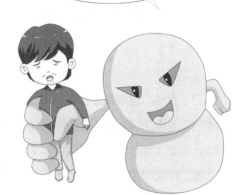

嘿嘿，又抓到你了！

反复感染

二、淋病的症状有哪些？

1. 无症状淋球菌感染　约10%
男性和50%女性在感染了淋球菌后可
不出现任何临床症状，这些无症状携
带者具有传染性，在传播淋球菌感染
中起重要作用。

无症状携带者

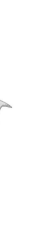

2. 有症状淋球菌感染

（1）男性，排尿困难和自发性大量脓性阴茎分泌物，尿道口红肿，龟头和包皮红肿，睾丸疼痛、肿胀或压痛。

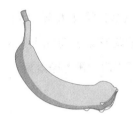

男性症状

（2）女性，宫颈是主要的感染部位，可能出现的症状有：排尿困难、灼热或疼痛，阴道分泌物带血或瘙痒，腹痛，性交痛、性交阴道出血。

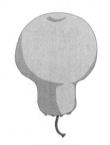

女性症状

（3）生殖器皮肤受累，表现为1~2mm的脓疱、压痛性波动性结节或小溃疡。

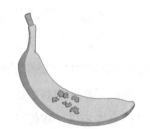

生殖器溃疡

（4）肛门瘙痒，偶尔伴有继发性红斑和苔藓样变。或者直肠（肛门）分泌物、排便疼痛和便血。

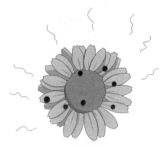

肛周受累

（5）咽部淋球菌感染的患者可能出现小的口腔溃疡和黏膜红斑。

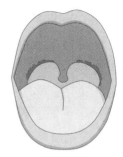

咽部症状

三、得了淋病怎么办？

1. 治疗原则　早诊断、早治疗；及时发现、药物足量、规律复查；不同病情不同方案；性伴同治；同时有沙眼衣原体感染者，联合用药。

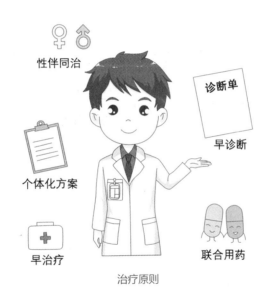

治疗原则

2. 治疗方案　首选头孢曲松＋阿奇霉素二联疗法。

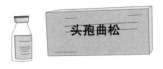
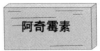
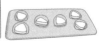

治疗方案

四、如何预防淋病？

1. 保持良好的心态，积极配合医生治疗。

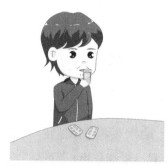

心态良好

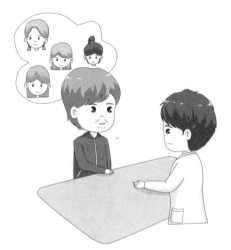

正确就医

2. 性伴侣同时治疗。应告知医生过去 2~3 个月内所有有性关系者。

3. 保持会阴部四周清洁，要经常洗澡，患者的衣服、内裤、被单等用品也要经常单独换洗，并且还要进行杀菌消毒及经常放在阳光下暴晒。

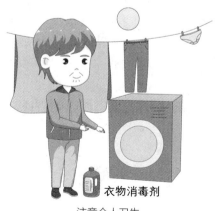

衣物消毒剂

注意个人卫生

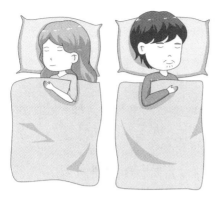

严禁性生活

4. 患者在治疗的过程中，严禁性生活，以免加剧症状，避免传播。

5. 应该避免劳累，不要熬夜、加班，保证充足的睡眠。

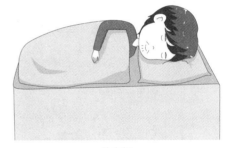

休息好

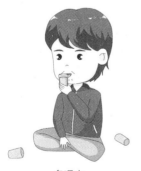

多喝水

6. 多喝水，多排尿，起到对尿道冲洗、清洁的作用，促进体内毒素的排泄，以避免病菌堆积造成病情加重。

7. 饮食应清淡，避免辛辣、刺激性食物。

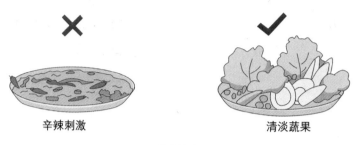

辛辣刺激　　　　　　　　清淡蔬果

饮食清淡

8. 平时注意安全性行为，使用安全套，若自己或性伴侣出现了可能由感染引起的生殖器发痒、异常分泌物或其他症状，请避免性交。

使用安全套

避免性交

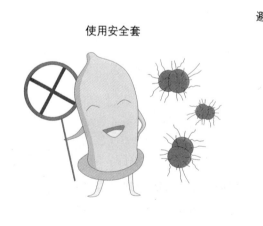

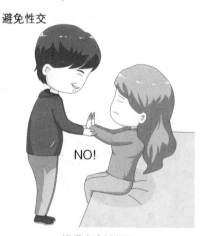

NO!

提倡安全性行为

9. 怀孕前进行检查，避免传染给婴儿。

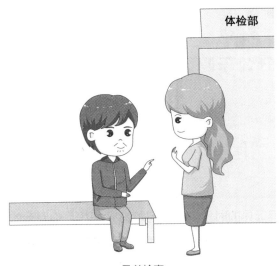

体检部

孕前检查

敲黑板
画重点

淋病是一种可治疗的传染性强的疾病，早发现、早治疗，避免累及其他器官，性伴侣同治。

（余梦清）

寻常疣

——疣子分公母吗？

故事情境

贝贝在玩玩具的时候，突然问妈妈："妈妈，你看我的手上怎么有一个硬硬的小疙瘩"？妈妈说："你这里是不是长了一个疣子？"。贝贝问："妈妈，猴子不是在动物园吗？怎么跑到我手上了？"妈妈说："这个我也不是特别确定，我们去医院找医生看看吧"。

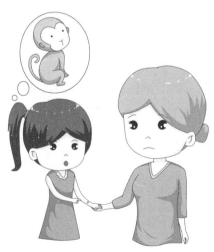

疣子还是猴子？

协和护士 小课堂

什么是寻常疣？

老百姓所说的"瘊子"，医学术语叫寻常疣。其实是一种皮肤型人乳头病毒（HPV）感染引起的慢性良性疾病。目前无有效的抗病毒治疗，主要手段集中于破坏可见病变或诱导机体细胞免疫反应。

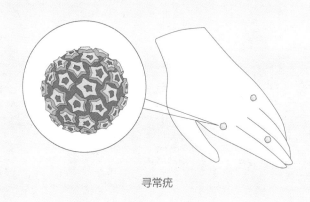

寻常疣

一、寻常疣是如何发生的？

寻常疣可通过受损的皮肤黏膜直接或间接接触感染身体表面任何部位，常好发于手指、手背、足缘等处，1%~2%的寻常疣可发生于生殖器部位。不同类型 HPV 与疣的表现有关联性。寻常疣常见 HPV 类型：1、2、4、7、27、28、29、63。

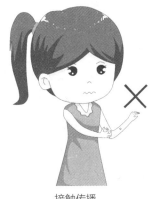

接触传播

二、寻常疣的症状有哪些？

寻常疣通常起初表现为针尖大小的丘疹，渐渐扩大到豌豆大或更大，呈圆形或多角形，表面粗糙，触之较硬，呈灰褐色、棕色或正常皮肤颜色。长在足跖部的寻常疣称为跖疣。长在眼睑、颈部等处的寻常疣多成柔软丝状，称为丝状疣。

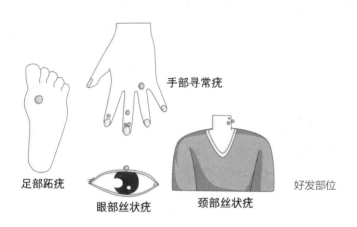

手部寻常疣

足部跖疣

眼部丝状疣　　颈部丝状疣　　　　　好发部位

三、得了寻常疣该怎么办？

寻常疣病程较慢，1/3 患者的寻常疣可在 2 年内自行消退，但也可能复发。因此不要恐惧，不要乱用药，到正规医院诊治。目前没有能够治愈 HPV 病毒感染的特异性抗病毒治疗方法。治疗原则：去除疣组织，减轻痛苦，防止复发。常用方法包括化学性或物理性破坏受累部位。

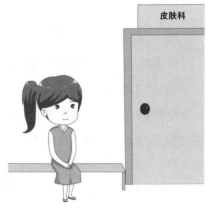

皮肤科

医院皮肤科就诊

1. 局部药物治疗 水杨酸、三氯醋酸溶液、鬼臼毒素软膏、5-氟尿嘧啶软膏、咪喹莫特乳膏。

水杨酸可使受累上皮剥脱，还可能刺激局部免疫。水杨酸的优点：可以自行给药，应用时无疼痛和严重副作用，风险小。水杨酸直接用于疣上，使用前应确保皮肤干燥，通常为每日重复使用。水杨酸在没有医生评估的情况下，治疗不能超过 12 周。

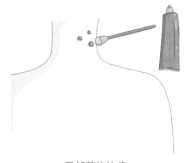

局部药物治疗

2. 液氮冷冻疗法 是寻常疣的最常见治疗方式，用 -196℃ 的液氮装入专用容器中，直接喷射在皮损处。其缺点是会产生疼痛，因此主要用于年龄较大的儿童和成人疣患者，而通常避免用于幼儿。

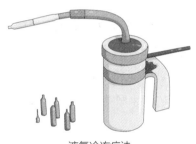

液氮冷冻疗法

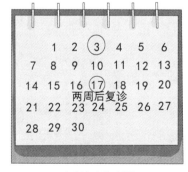

冷冻治疗的疗程

（1）冷冻治疗的疗程： 需要每 2~3 周重复治疗 1 次，直至疣消退。如果治疗 6 次没有效果，可以改用其他治疗。

（2）冷冻治疗的副作用： 冷冻疗法的急性反应可从轻微发红到出血性水疱、疼痛和压痛。一般可在 4~7 日内愈合。严重水疱需要到医院进行处理。部分患者可出现局部色素沉着减少，随着时间的延长可逐渐恢复。

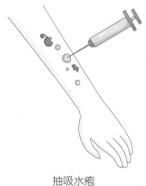

抽吸水疱

（3）冷冻治疗后应的注意事项： 冷冻前充分清洁，暴露治疗部位。治疗后 2~3 天不要清洗，以免破溃感染。结痂脱落大概需要 1~2 周时间。

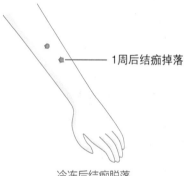

1周后结痂掉落

冷冻后结痂脱落

四、寻常疣如何预防？

1. 避免外伤及皮肤感染。

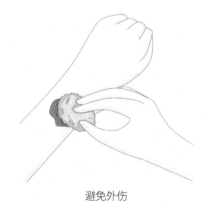

避免外伤

2. 避免直接接触感染患者的疣体，避免搔抓。

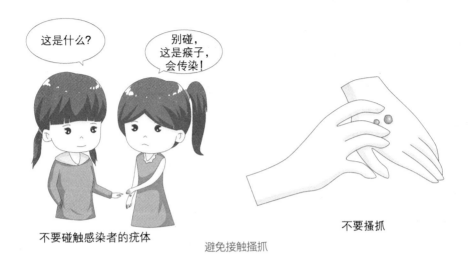

不要碰触感染者的疣体

避免接触搔抓

不要搔抓

3. 保持良好的生活习惯，不共用洗浴用品。

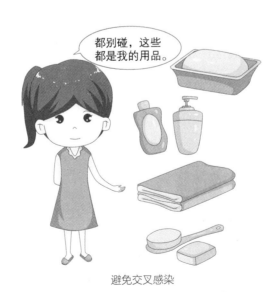

避免交叉感染

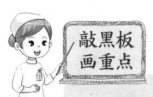

敲黑板
画重点

因皮肤疣可通过接触或自身搔抓接种传染，所以会被误解为母瘊子又生出了小瘊子。得病后要及时就诊，在医生的指导下及时正确治疗。

（李念）

第九节
扁平疣
——我的脸上长了"麻子"！

　　玲玲的脸上最近长了很多凸起的斑点，她惊慌地问老公："我这么注重保养，怎么还会有这么多麻子？"她的老公不可思议地说："你岁数不大，又没怀孕，脸上怎么会开始长麻子？"夫妻二人到了医院皮肤科，医生告诉他们，这不是"麻子"，是扁平疣！

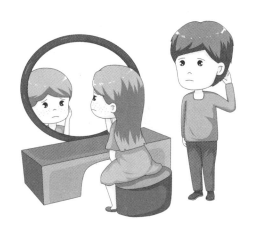

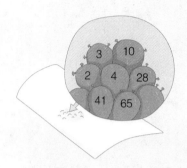

协和护士 小课堂

什么是扁平疣？

扁平疣又称为青年扁平疣，主要患者群为青少年。此病是由人乳头瘤病毒（HPV）感染引起的皮肤病，感染的 HPV 类型为：2、3、4、10、28、41、65。

一、扁平疣如何发生的？

扁平疣具有传染性，主要通过直接或间接接触传播。如：皮肤直接接触已经出现疣体的患者的皮疹处，与患者共用毛巾等其他个人物品、共洗衣物均可导致扁平疣的传播。

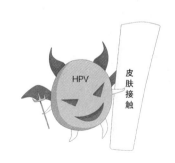

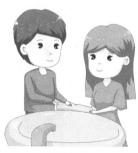

传播方式

共洗衣物

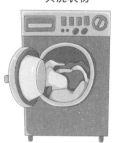

二、扁平疣长什么样？

扁平疣为米粒大扁平丘疹，表面光滑，质硬，圆形或椭圆形。正常皮色或浅褐色，散在或密集分布，长期存在的扁平疣可融合成片，一般无自觉症状，偶有瘙痒。通常位于手背、手臂、面部，如果局部搔抓会呈线状排列。

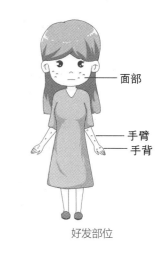

好发部位

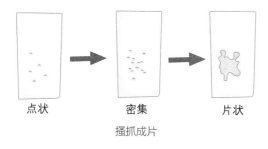

点状　　　　　密集　　　　　片状

搔抓成片

三、扁平疣如何治疗？

扁平疣病程呈慢性经过，自发缓解率最高，有时突然消失，愈后不留瘢痕。目前的治疗方法有：

1. 物理冷冻治疗　冷冻治疗可用于慢性持续性或复发性疣的治疗。利用液氮低温冷冻，使皮损坏死、脱落。

2. 药物治疗

（1）水杨酸、维A酸乳膏：外涂乳膏，通过调节皮肤角化达到剥脱疣体的效果。

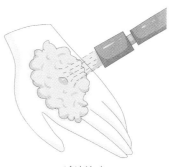

冷冻治疗

（2）咪喹莫特乳膏： 可以抑制病毒复制，促进疣体的剥脱，需要在医生指导下用药。

（3）口服异维 A 酸： 针对大面积泛发患者，必须在完善相关检查后，遵医嘱用药。

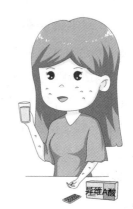

口服片剂

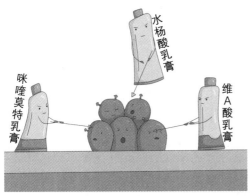

外用药膏

四、扁平疣如何预防？

扁平疣是皮肤表面的病毒感染，主要通过接触传播。因此要注意以下几点：

1. 避免接触他人的皮损。

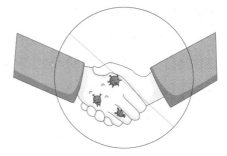

避免接触

2. 接触疣体后，立即洗手，避免感染。

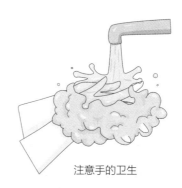

注意手的卫生

3. 避免皮肤刺激，如搔抓、搓澡等不良的生活习惯。

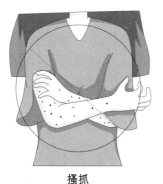

搔抓

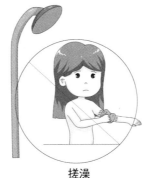

搓澡

避免搔抓和搓澡

4. 如发现皮损，应及时就医治疗。

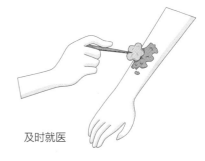

及时就医

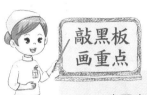

敲黑板
画重点

　　扁平疣多长在面部，应避免摩擦，搔抓，防止接触传播。冷冻治疗的部位可能会局部疼痛，红肿甚至局部水疱，血疱，属冷冻后正常反应，严重者及时来医院就诊。为预防色素沉着，应注意防晒。

（李念）

第十节
传染性软疣
——天天洗澡的宝宝也得了皮肤病！

　　妈妈给宝宝洗澡的时候，发现身上一些散在的小疙瘩，比之前发现的时候逐渐增大、增多了。看着宝宝似乎不疼也不痒，没什么感觉。但是妈妈还是不放心，决定带宝宝到医院看看。

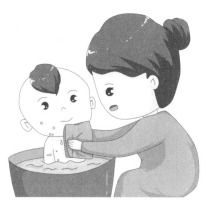

宝宝身上长了小疙瘩

协和护士 小课堂

什么是传染性软疣？

传染性软疣俗称"水瘊子"，由痘病毒感染所致的传染性皮肤病。多见于儿童，但也可发生于成人。儿童传染性软疣是一种常见的良性自限性疾病。成人的传染性软疣通常是通过性行为传染。

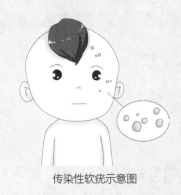

传染性软疣示意图

一、传染性软疣如何发生的？

传染性软疣（MCV）属于痘病毒家族的一员，此病毒有 4 个类型，儿童患者几乎都是由 MCV-1 型所致。多见于儿童、皮肤娇嫩者及免疫功能低下者，通过直接接触皮肤或接触污染物而传播。

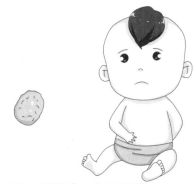

由MCV-1型所致　　多见于儿童，可长在皮肤任何位置

好发于儿童

二、传染性软疣长什么样？

传染性软疣开始为肤色的小丘疹，后逐渐增大，成为质地坚实，直径 3~5mm 蜡样光泽的半球形丘疹或结节，顶端凹陷，内含乳酪状软疣小体。丘疹为数个或数十个不等，常散在分布。传染性软疣的潜伏期尚不确定，估计为 2~6 周。轻度瘙痒或无自觉症状，过程缓慢，可自体接种，亦可自然消失。

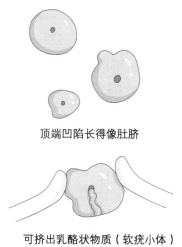

顶端凹陷长得像肚脐

可挤出乳酪状物质（软疣小体）

临床表现

三、得了传染性软疣如何治疗？

儿童好发于颜面、躯干、四肢及眼睑等处。成人好发于生殖器、下腹部。刮除为首选的治疗方法。

1. 刮除术　是治疗本病的有效方法。医务人员利用特制的刮匙将传染性软疣病灶进行物理性清除，可即刻消除皮肤表面病变。

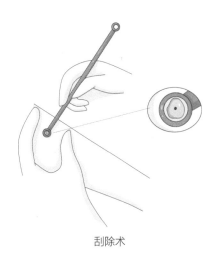

刮除术

2. 冷冻疗法　现用液氮行冷冻疗法。治疗时，可用冷冻枪喷射皮损处，或用棉签蘸取液氮敷于单个皮损处 6~10 秒。

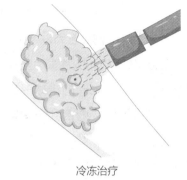

冷冻治疗

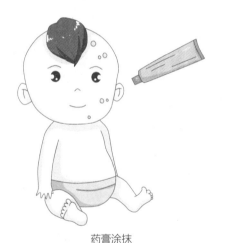

药膏涂抹

3. 药物治疗

（1）**斑蝥素：**是常用于软疣治疗的一种局部用起疱剂。治疗应由临床医生进行，不可将斑蝥素给予患者让其在家中自行使用。预期的治疗效果是：治疗部位出现小疱，随后软疣皮损消失，达到无瘢痕愈合。

（2）**鬼臼毒素：**是一种抗有丝分裂剂，有溶液或凝胶制剂。使用该药时可发生局部红斑、烧灼感、瘙痒、炎症和糜烂。

四、传染性软疣如何预防

　　像许多痘病毒家族的病毒一样，传染性软疣通过皮肤与皮肤的直接接触传播，因此可发生在身体的任何部位。该病毒还可通过搔抓或接触皮损的自身接种而传播。例如：若皮损发生在面部，则剃须可传播病毒。目前，传染性软疣的唯一已知宿主是人类。该病毒感染还可通过沐浴海绵或毛巾上的污染物进行自身传播。

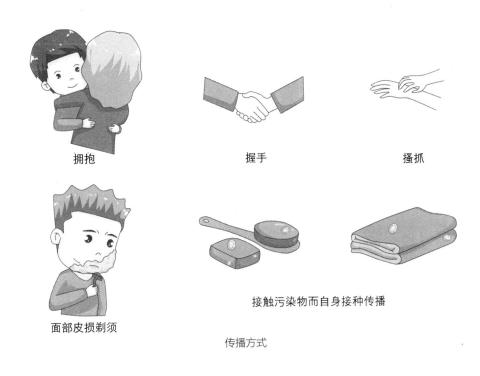

拥抱　　　　　　　　　　握手　　　　　　　　　搔抓

面部皮损剃须　　　　　接触污染物而自身接种传播

传播方式

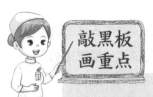

传染性软疣有潜伏期，并可以自身传播，在公共浴池洗澡时，不公用浴巾、搓澡巾，尽量淋浴。患了传染性软疣后，不要搔抓，尽早治疗，并将毛巾、贴身衣物进行每日煮沸消毒。

（李念）

第十一节
单纯疱疹
——嘴"上火了"，怎么叫冷疮？

第
十
一
节
单
纯
疱
疹
——
嘴
"
上
火
了
"
，
怎
么
叫
冷
疮
？

**故事
情境**

　　安娜的公司最近有一个大项目，部门的同事们连续加班一周了，每个人的嘴上都起了几个水疱，还很疼。有的人说是"上火了"，有的人说是"冷疮"。究竟是怎么回事呢？医生告诉安娜，这些人说的都是一回事，是单纯疱疹病毒感染造成的。

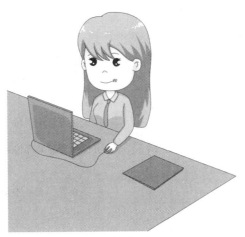

嘴"上火了"

协和护士小课堂

什么是单纯疱疹？

单纯疱疹是由单纯疱疹病毒感染后引起的黏膜、皮肤出现水疱，伴疼痛、烧灼感、麻刺感和瘙痒，持续10~14日，可自愈，反复发作。如果单纯疱疹出现在嘴唇上或嘴唇周围以及口腔内部叫冷疮。冷疮也被称为"热性水疱"。

一、单纯疱疹是怎么发生的？

1. 病原体　单纯疱疹感染是由于单纯疱疹病毒引起的，分为单纯疱疹病毒Ⅰ型和单纯疱疹病毒Ⅱ型。Ⅰ型主要感染腰以上部位，Ⅱ型主要感染腰以下部位。

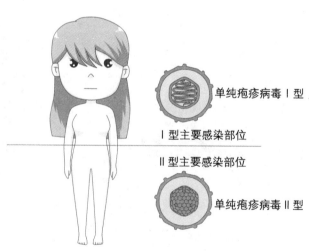

单纯疱疹病毒分型

2. 诱发过程　单纯疱疹病毒侵入黏膜或皮肤后，皮肤出现红斑水疱，并累及感觉神经和自主神经末梢，引起疼痛。

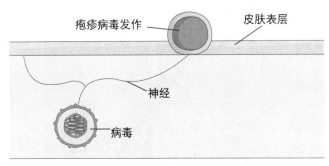

发病过程

3. 单纯疱疹病毒还可感染其他部位　生殖器、肝、肺、眼和中枢神经系统。

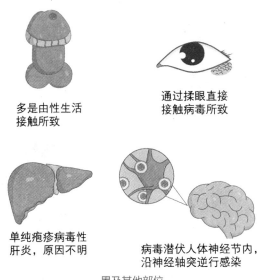

多是由性生活
接触所致

通过揉眼直接
接触病毒所致

单纯疱疹病毒性
肝炎，原因不明

病毒潜伏人体神经节内，
沿神经轴突逆行感染

累及其他部位

4. 可通过直接接触和间接接触传播 与感染者共用餐具、亲吻或有过其他类型的亲密接触都可以传染。无症状者具有传染性，出现症状后传染性增强，精液、阴道分泌物可带有病毒。

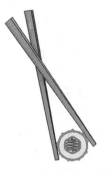

与感染者共用餐具

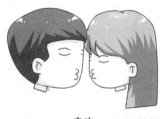

亲吻

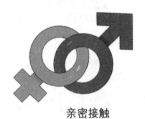

亲密接触

传播方式

二、单纯疱疹有哪些症状？

1. 第一次发作　起病突然，通常在儿童期，表现为唇部、口腔、鼻部或咽部出现疼痛性水疱，破裂并结痂，口腔和咽部疼痛，颈部肿胀，发热、身体疼痛和感觉不适。

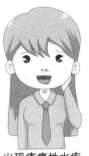

出现疼痛性水疱

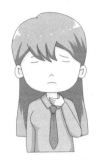

口腔和咽部疼痛，颈部肿胀

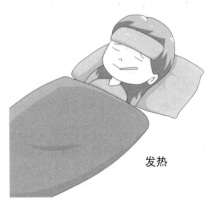

发热

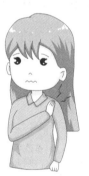

身体疼痛、感觉不适

第一次发病

2. 复发　一旦感染后将终身携带病毒，可能反复发作，但只出现水疱和疼痛，症状较轻，持续时间短。幸运的是，症状通常会越来越轻。

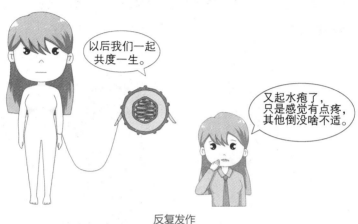

以后我们一起共度一生。

又起水疱了，只是感觉有点疼，其他倒没啥不适。

反复发作

3. 症状首次出现时，会持续 10~14 天；复发时，则可能持续 8 天或更短时间。

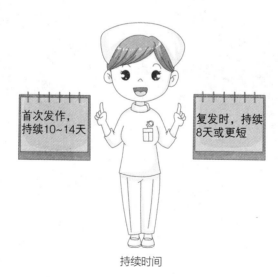

首次发作，持续10~14天

复发时，持续8天或更短

持续时间

4. 有部分患者会在水疱形成前1天左右感到唇部疼痛、烧灼感、麻刺感或瘙痒。

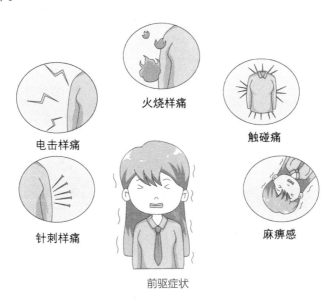

电击样痛

火烧样痛

触碰痛

针刺样痛

麻痹感

前驱症状

三、得了单纯疱疹怎么治疗？

1. **第一次发作时需要接受治疗，复发者不需要治疗。**

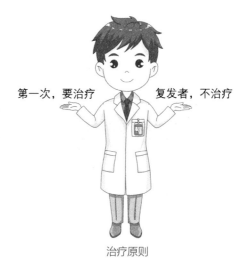

第一次，要治疗　　　复发者，不治疗

治疗原则

207

2. 对症处理 外用收敛药物，局部使用止痛药膏。

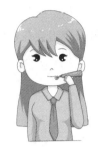

对症处理

四、单纯疱疹如何预防？

1. 去除诱因，锻炼身体，提高机体抵抗力。

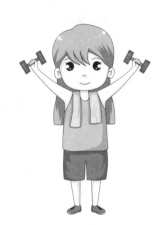

2. 提倡安全性行为。

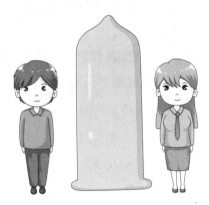

3. 不与他人共用餐具、杯子、水瓶、毛巾、唇膏或剃刀，避免交叉感染。

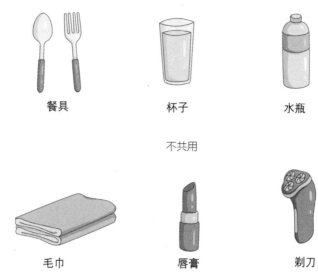

餐具　　　　　　　杯子　　　　　　　水瓶

不共用

毛巾　　　　　　　唇膏　　　　　　　剃刀

4. 患病期间不亲吻任何人。

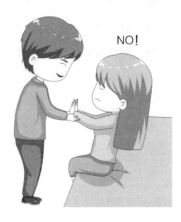

NO!

5. 可提前接种疫苗。

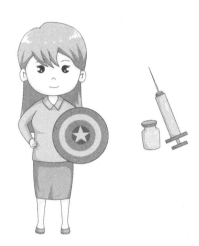

单纯疱疹感染的部位不同，名称不同，不同分型的单纯疱疹病毒感染的人体部位也不相同，症状的轻重也不一样。老百姓说的"上火了"，即人体正处于抵抗力下降状态，单纯疱疹复发。如果免疫功能受损，症状则加重。

（余梦清）

第十二节
破伤风
——破伤风离我们很遥远吗？

李先生，45岁，1周前曾在工地受伤，伤口较小，工友帮忙清理包扎，未到医院处理。近日感觉头痛、全身无力，继而出现张口困难，头总向后仰，苦笑表情，受到声光刺激时，肌肉紧张，有时躯干扭曲呈弓形。朋友将他送到医院急诊就诊，医生诊断为"破伤风"。朋友感到不解，问医生"他受伤的伤口很小啊！怎么会得破伤风？还能治好吗？"。让我们一起来了解一下关于破伤风的一些常识。

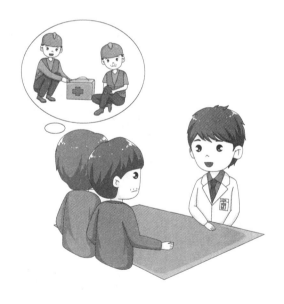

协和护士小课堂

什么情况下会得破伤风

导致破伤风患病的破伤风梭菌，广泛分布于土壤及环境中，并存在于哺乳动物的肠道中，通过破损的皮肤黏膜进入人体。通常是污染的物体造成的伤口（如：被泥土、粪便、痰液污染的伤口，钉子或针造成的穿刺伤，烧烫伤，挤压伤，烟花爆竹炸伤等），伤口内有坏死组织。另外，还有一些较少见的感染途径，如表皮伤口、手术操作、昆虫咬伤、牙齿感染、开放性骨折、慢性伤口、静脉药物滥用等。清洁的伤口感染的可能性非常小。

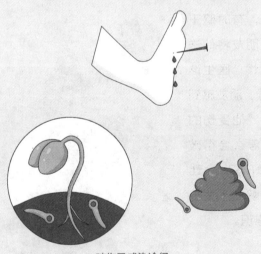

破伤风感染途径

一、破伤风的症状有哪些？

1. 常见的破伤风患者前驱症状有全身不适、乏力、头晕、头痛、咀嚼无力、嚼肌酸胀、局部肌肉发紧、扯痛、反射亢进等。

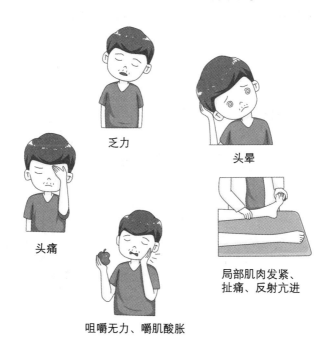

乏力

头晕

头痛

咀嚼无力、嚼肌酸胀

局部肌肉发紧、
扯痛、反射亢进

2. 典型表现是张口困难，苦笑面容，甚至牙关紧闭；颈项强直，头后仰；背、腹肌收缩，因背部肌群有力，躯干扭曲呈弓形，结合四肢痉挛，形成角弓反张或侧弓反张；膈肌受影响时，可出现面唇青紫，呼吸困难甚至暂停。

3. 上述发作可因轻微的刺激（如光、声、接触、饮水、震动等）而诱发。间歇期长短不一，发作越频繁，病情越严重。

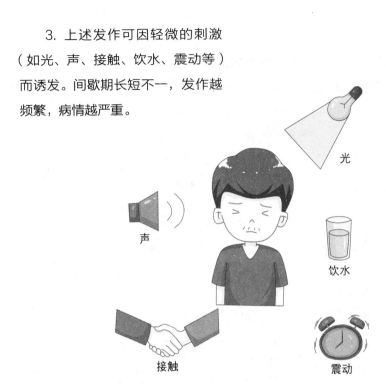

光

声

饮水

接触

震动

4. 发作时神志清楚，痛苦面容，每次发作时间由数秒至数分钟不等。强烈的肌痉挛可致肌断裂，甚至骨折；膀胱括约肌痉挛可引起尿潴留；持续的呼吸肌和膈肌痉挛，可造成呼吸停止。

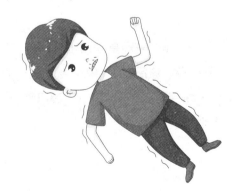

二、破伤风潜伏期多长时间呢？

破伤风的潜伏期为 3~21 天，多数在 10 天左右，但根据伤口特征、范围和部位，可能为 1 天到数月之间。新生儿破伤风潜伏期为出生后 5~7 天（范围 3~24 天）。一般潜伏期越短，预后越差。

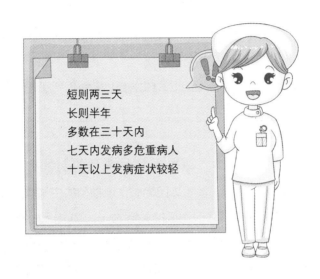

短则两三天
长则半年
多数在三十天内
七天内发病多危重病人
十天以上发病症状较轻

三、得了破伤风就很严重吗？是不是就没法治疗了？

破伤风是一种极为严重的潜在致命性疾病。可发生于任何年龄段，在无医疗干预的情况下，尤其是老年人和婴幼儿，病死率接近 100%；即使经过积极的综合治疗，该病的病死率在全球范围仍为 30%~50%。

破伤风严重程度分级：

1级（轻型）	轻度至中度的牙关紧闭和全身强直，轻微或无吞咽困难，无呼吸窘迫。
2级（中型）	中度的牙关紧闭和全身强直，有吞咽困难和呼吸窘迫，短暂肌痉挛发作。
3级（严重型）	严重的牙关紧闭和全身强直，严重的吞咽困难和呼吸困难，严重的持续的肌痉挛。
4级（非常严重型）	严重的破伤风症状加自主神经功能障碍，特别是交感神经过度激动。

四、破伤风怎么预防？每次受伤都需要打针吗？

破伤风属于可预防疾病，首先，因为破伤风梭菌的生长需要厌氧环境，创伤后的早期彻底清创是预防破伤风的关键之一。其次，人类普遍对破伤风无自然免疫力，需要进行人工免疫，可使机体产生对破伤风毒素的免疫力，有主动免疫和被动免疫2种方法。破伤风的预防主要依赖于抗体，并且只能通过一级预防或二级预防实现。

1. 破伤风的一级预防　即主动免疫，指将疫苗（TT）接种于人体，使机体产生获得性免疫力的一种预防破伤风感染的措施，起效慢。

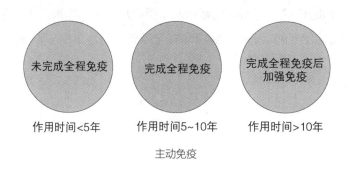

主动免疫

那什么是全程免疫呢？目前我国疫苗免疫程序的儿童计划免疫选用破伤风多联疫苗（就是常说的"百白破"和"白破"疫苗），共 5 针，前 4 针为百日咳 - 白喉 - 破伤风联合疫苗，第 5 针为白喉 - 破伤风联合疫苗，在 6 岁时应用，见表 4-4。

表 4-4　全程免疫时间表

疫苗种类名称	接种年(月)龄				
	3 个月	4 个月	5 个月	18 个月	6 岁
百白破疫苗	第 1 次	第 2 次	第 3 次	第 4 次	
白破疫苗					第 1 次

2. 破伤风的二级预防　即被动免疫，主要指将免疫效应物如破伤风抗毒素（TAT）或破伤风免疫球蛋白（TIG）输入体内，使机体立即获得免疫力，用于破伤风的治疗和短期的应急预防。就是我们常说的破伤风针。其特点是产生效应快，输入后立即发生作用；但免疫作用维持时间较短，一般只有 2~4 天（TAT）或 2~3 周（TIG）。

被动免疫

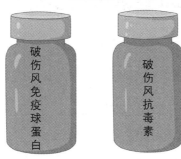

3. 那么受伤后到底是否需要打破伤风针呢？

以往接种 TT 剂次数	清洁伤口和小伤口		所有其他伤口	
	含 TT 的疫苗	TIG	含 TT 的疫苗	TIG
不详或 <3 剂	需要	不需要	需要	需要
≥ 3 剂	只有离最后一剂接种 ≥10 年才需要	不需要	只有离最后一剂接种 ≥5 年才需要	不需要

注 1："清洁伤口"指位于身体细菌定植较少的区域，并且在伤后立即得到处理的简单伤口（比如刀片割伤）。

注 2："所有其他伤口"包括但不限于受污垢、粪便、土壤或唾液污染的伤口、刺伤、撕裂伤、或挤压、烧伤、冻伤造成的伤口。

注 3：如果没有 TIG 的话，应该给予静脉用免疫球蛋白（IVIG）作为代替。

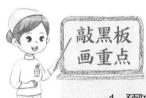

敲黑板画重点

1. 预防破伤风最好方法是按国家计划免疫进行全程免疫。

2. 受伤后早期彻底清创很关键。

3. 根据伤口情况和自身免疫接种情况由医生判断如何进行预防。

（李凡　刘爱辉）

第十三节
狂犬病
——关于狂犬病的这些小知识您了解吗？

    李女士，35岁，周末带孩子到郊外野营，在树林里发现一只可爱的小猫，在给小猫喂食的过程中被咬伤了手指，没有看到明显的出血，但洗手时感觉被咬伤的手指有疼痛感，才发现皮肤破损。同行的朋友得知后劝她去注射狂犬疫苗，李女士认为一年前才注射过狂犬疫苗，而且这次是小猫咬伤的，伤口又很小，不需要去医院。但朋友认为毕竟是野外的小动物咬伤，立即咨询了防疫站，结果却出乎李女士的预料，吓出一身汗！到底医生说了什么呢？

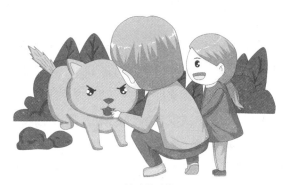

野外动物咬伤

防疫站的电话接通了：

医生您好！我朋友手指被野外的小猫咬了一口，一年前注射过狂犬疫苗，这次还需要打吗？

请问她手指破了吗？有出血吗？

没有看到出血，但是洗手的时候感觉疼，应该是被咬的地方有破口。

首先，您朋友需要赶快清理伤口，然后要尽快到防疫站注射狂犬疫苗。

协和护士小课堂

了解一下狂犬病

全世界每年有近亿人被犬咬伤，我国是世界上犬只数量最多的国家，2012年达到1.3亿只，每年咬伤人数超过1 200万。犬咬伤是狂犬病病毒最主要的传播方式，狂犬病的病死率几乎为100%；从世界范围看，每年因狂犬病导致的死亡人数约5.9万；99%的人狂犬病通过犬传播，小部分通过野生动物传播，如狐狸、狼、豺狼、蝙蝠、浣熊、臭鼬或猫鼬等。近年来，我国人狂犬病病例逐年减少，但仍是世界卫生组织认定的狂犬病高风险国家之一。

一、什么动物能传播狂犬病呢？除了狗别的动物也会传播吗？

所有哺乳动物都有患狂犬病风险。我国属于狂犬病高风险地区，按照传播狂犬病的概率将致伤动物分为高风险、低风险和无风险三类。

1. 高风险　被高风险动物致伤后必须进行相应处理。

2. 低风险　被低风险动物致伤后是否需要进行处理，应根据当地流行情况。一般无须处理。若当地发现有低风险动物不明原因死亡，或发现低风险动物有狂犬病的情况，需要听从医生的建议。

3. 无风险　所有哺乳动物以外的动物不传播狂犬病。被其致伤后无须进行狂犬病相关处理。

高风险动物：猫、狗、蝙蝠、狼、狐狸等野生食肉哺乳动物

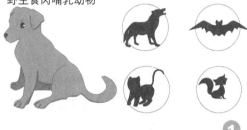

低风险动物：牛、羊、马、猪等家畜，兔及鼠等啮齿动物

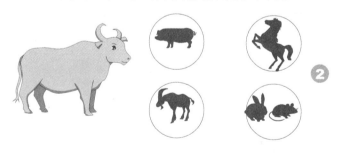

无风险动物：龟、鱼、鸟类等非哺乳动物

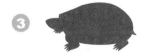

传染源

二、受伤后尽早初步处理伤口，然后尽快到医院。

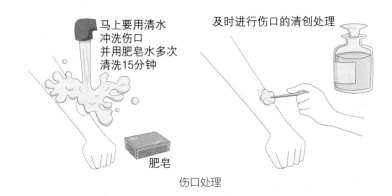

马上要用清水冲洗伤口并用肥皂水多次清洗15分钟

肥皂

及时进行伤口的清创处理

伤口处理

三、什么情况下需要注射狂犬疫苗呢？如果只是被小动物舔了一下是不是没关系呢？

如果完好的皮肤接触动物及其分泌物或排泄物只需要认真清洗皮肤即可，不需要注射狂犬疫苗。但如果 3~6 个月内没有注射过狂犬疫苗，被动物咬伤、抓伤或自身有伤口接触到动物及其分泌物或排泄物，就要立即清洗伤口，并尽快到医院注射疫苗。

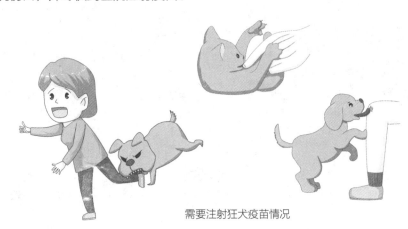

需要注射狂犬疫苗情况

四、注射过狂犬疫苗多长时间有效呢？如果接受了全程免疫接种，再次受伤时是否需要进行再次接种呢？

注射狂犬疫苗的有效时间

再次受伤时间	是否再次接种
半年内	不需要
半年至 1 年	加强接种 2 剂
1~3 年	加强接种 3 剂
>3 年	重新全程免疫接种

像李女士这种接种时间超过 1 年情况，就需要做加强接种了。

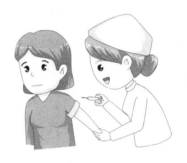

1. 彻底、有效冲洗局部伤口非常关键，立即用肥皂水和清水冲洗 15min。

2. 接种狂犬病疫苗并完成受伤后预防程序非常重要，一定坚持打完针。

（李凡　刘爱辉）

第十四节

鼠疫

——不接触老鼠也能得鼠疫？

　　2019 年 11 月 12 日，北京市确诊两例由内蒙古输入的肺鼠疫患者后，北京市立即启动突发公共卫生应急机制，对两名确诊患者进行妥善救治。同期，内蒙古自治区确诊 2 名腺鼠疫患者。一时间，沉寂多年的烈性传染病再次引起大家关注，既往关于鼠疫的各种新闻报道也登上各大媒体头条。

　　鼠疫到底是种怎样的疾病？会引起政府和民众如此强烈的关注。

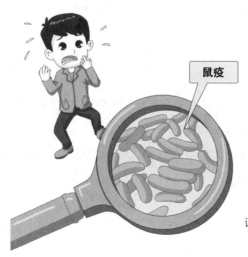

鼠疫

谈"疫"色变

鼠疫是一种什么病？

鼠疫是由鼠疫耶尔森菌引起的借鼠蚤传播的一种烈性传染病。可分为腺鼠疫、肺鼠疫、败血症鼠疫及其他少见一共四种类型。因患者临终前通常全身皮肤高度发绀呈紫黑色，故又称"黑死病"。

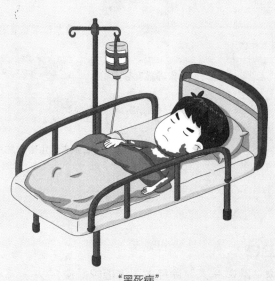

"黑死病"

一、鼠疫是怎么发生的？

1. 最主要的传染源是啮齿类动物。

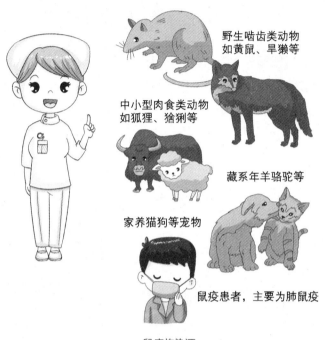

野生啮齿类动物
如黄鼠、旱獭等

中小型肉食类动物
如狐狸、猞猁等

藏系牛羊骆驼等

家养猫狗等宠物

鼠疫患者，主要为肺鼠疫

鼠疫传染源

2. 传播途径

（1）"动物－跳蚤－人"途径主要传播腺鼠疫；"人－飞沫－人"途径主要传播肺鼠疫。

（2）主要传播方式为：跳蚤叮咬后血液传播；密切接触传播；飞沫和气溶胶传播等。

3. 一般人群普遍易感。

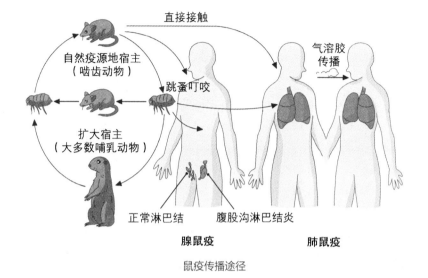

鼠疫传播途径

二、鼠疫症状有哪些？

1. 鼠疫潜伏期较短，一般 1~6 天，多为 2~3 天，个别人可达 8~9 天。

2. 常见全身症状。

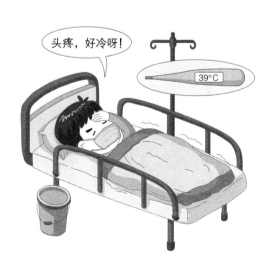

3. 典型局部症状。

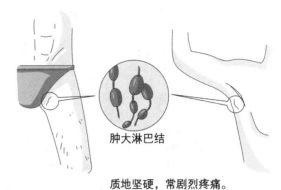

肿大淋巴结

质地坚硬，常剧烈疼痛。

腺鼠疫局部淋巴结肿大

三、得了鼠疫怎么办？

1. 一般治疗。

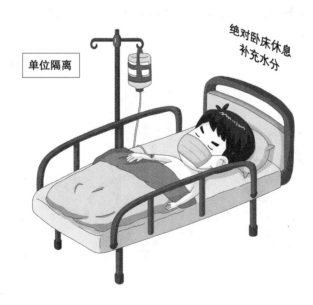

单位隔离

绝对卧床休息
补充水分

2. 抗菌治疗　首选氨基糖苷
类药物，如链霉素。

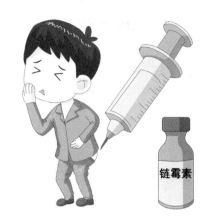

四、如何预防鼠疫

1. 控制传染源　患者及密切
接触者就地单间隔离。

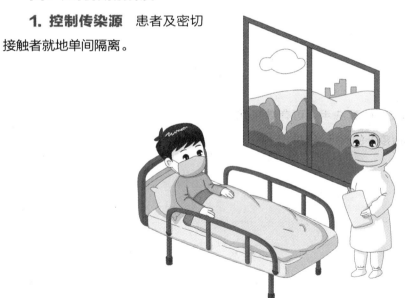

2. 切断传播途径

（1）避免疫区活动。

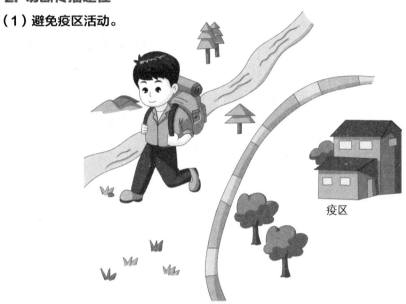

疫区

（2）认真洗手，可有效预防除肺鼠疫外的其他类型的鼠疫。

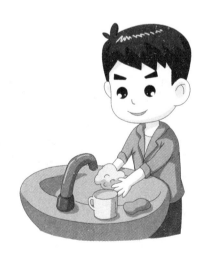

（3）改善环境卫生，灭蚤。

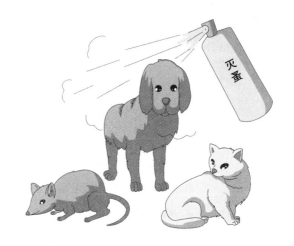

3. 保护易感人群　鼠疫暴露者可预防口服四环素。

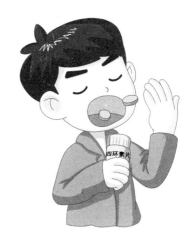

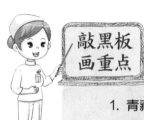

敲黑板
画重点

　　1. 青藏高原喜马拉雅旱獭疫源地、内蒙古高原长爪沙鼠疫源地和滇粤闽黄胸鼠疫源地是我国目前最为活跃的鼠疫自然疫源地，尽量避免接触。

　　2. 注意环境卫生，灭鼠灭蚤。

　　3. 家养宠物完善疫苗接种。

　　4. 疑似暴露后即刻单间隔离，尽快就医。

（张岑　侯秀凤）

第十五节

埃博拉

——一位叫"埃博拉"的疯狂杀手

上周接到死党"张胖子"的电话，公司打算派他常驻位于非洲南部的国外分公司一年。胖子听说非洲有可怕的埃博拉病毒，问了我许多关于该病的问题。下面，让咱们来共同认识一下这个可怕的疾病。

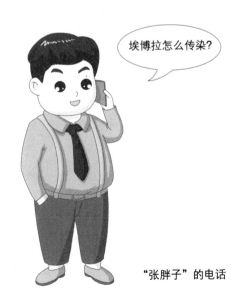

"张胖子"的电话

协和 护士 小课堂

什么是埃博拉病毒病？

　　埃博拉病毒病是由埃博拉病毒（Ebola virous）感染导致的人和灵长类动物共同发病的一种烈性传染病。埃博拉病毒因最早暴发位于非洲埃博拉河流域而得名，属丝状病毒科，是人类迄今为止毒性最强的病原体之一，该病致死率平均高达 50%。

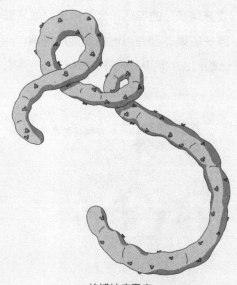

埃博拉病毒病

第四章　经接触传播的疾病

234

一、埃博拉病毒病是怎样发生的？

1. 患者及被感染的灵长类动物是主要传染源。

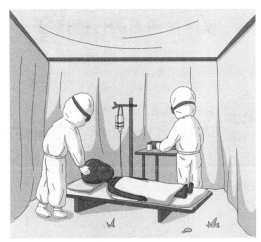

患者

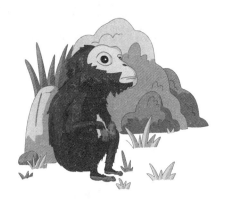

患病灵长类动物

埃博拉病毒病的传染源

2. 传播途径主要为直接接触传播，传染性最强的是感染者的血液、粪便和呕吐物。

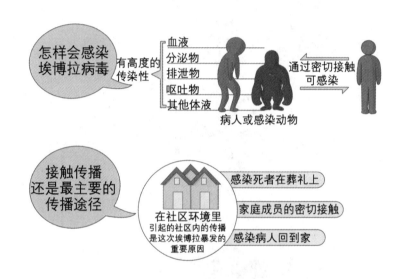

3. 普通人群易感，但未有效防护的医务人员、与患者或患者尸体密切接触者为感染高危人群。

二、埃博拉病毒病的症状有哪些？

1. 潜伏期一般为 2~21 天，多数为 6~12 天，未出现症状前不具有传染性。

2. 埃博拉病毒病的常见症状。

症状：潜伏期长 初期症状类似感冒

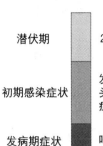

潜伏期	2~21天，无传染性
初期感染症状	发热、极度乏力、肌肉疼痛、咽喉痛、头痛（与感冒、疟疾、伤寒、脑膜炎等症状相似）
发病期症状	呕吐、腹泻、皮疹、肾脏和肝脏功能衰竭，最后体内外大出血死亡。

三、得了埃博拉病毒病怎么办？

埃博拉病毒病尚无有效治疗方法，目前以隔离、补液及对症支持治疗、改善不适为主要手段。越早治疗生存率越高。

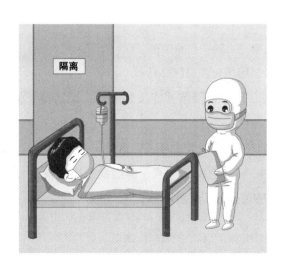

隔离

四、如何预防埃博拉病毒病？

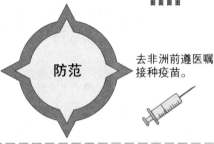

防范：尽量避免到出现疫情国家旅游

应尽量避免到出现疫情国家旅游，少去人群密集的地方。

在非洲应避免接触野生动物、有症状的人员、不吃生食生水、不在河湖游泳、备常用药。

防范

去非洲前遵医嘱接种疫苗。

如入境旅客此前曾到过非洲等国家，回国后有发热、咽痛、虚弱、畏寒、腹泻等症状，应及时就医。

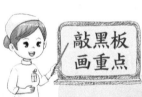

敲黑板
画重点

1. 尽量避免疫区旅行。

2. 若您必须留居或接触疫区，请注意手卫生及环境卫生。

3. 避免接触和食用疫区野生动物。

4. 若您自疫区返回，请自我密切观察 21 天，如期间出现感冒样症状请戴好口罩尽快就医。

（宋晓璟　侯秀凤）